DE

LA VAGINITE

AIGUË ET CHRONIQUE

PAR

Émile MONTAGARD,

Docteur en médecine de la Faculté de Paris,
Ancien médecin aide-major à l'armée de Paris (1870-71).

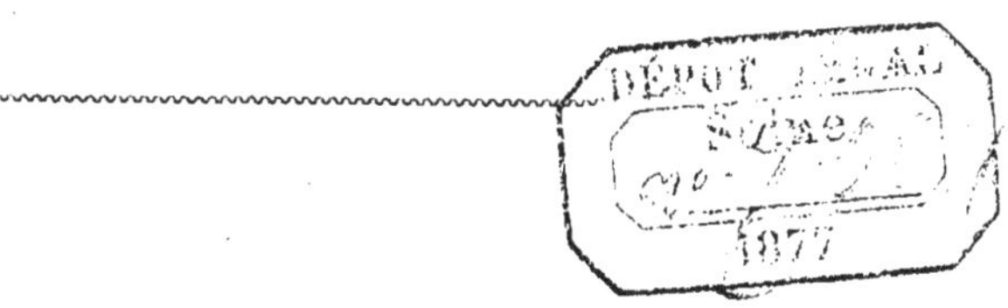

PARIS

V. ADRIEN DELAHAYE ET Cᵉ, LIBRAIRES-ÉDITEURS,

PLACE DE L'ECOLE-DE-MEDECINE

—

1877

DE
LA VAGINITE
AIGUË ET CHRONIQUE

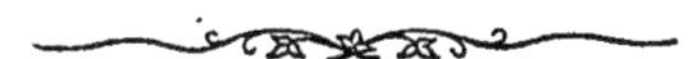

DÉFINITION. — On donne le nom de vaginite à l'inflammation de la muqueuse du vagin.

DIVISION D'APRÈS LA CAUSE. —La vaginite peut être divisée, d'après la cause : 1° en vaginite vénérienne ou blennorrhagique ; 2° en vaginite non vénérienne ou idiopathique. La première est le résultat d'une contagion ; la deuxième se produit en dehors de toute contagion.

Si ce n'est au point de vue de la cause, il n'existe aucune différence entre elles. De nature identique, elles ont les mêmes caractères anatomiques, les mêmes symptômes, la même évolution.

DIVISION D'APRÈS LA MARCHE. — D'après la marche on distingue deux formes de vaginite : la vaginite aiguë et la

vaginite chronique. La vaginite aiguë se divise à son tour
en *superficielle*, c'est-à-dire bornée à la muqueuse : *érythème vaginal, vaginite érythémateuse*, et en *profonde*, c'est-
à-dire avec participation du tissu cellulaire sous-muqueux,
de la tunique propre et des vaisseaux du vagin.

I. — VAGINITE AIGUE.

ANATOMIE PATHOLOGIQUE. — La muqueuse du vagin est
comme boursouflée, tuméfiée, turgescente. Au lieu de se
présenter avec la teinte rose gris qui lui est habituelle, le
vagin est littéralement rouge, rouge ardent, carmin, cerise,
frambroise, coquelicot. Telle est l'intensité de cette coloration morbide qu'on croirait voir une plaie à vif, la surface d'un vésicatoire. Celte rougeur est générale ou partielle et par plaques ou par petites taches arrondies,
souvent pointillées, papuleuses, quelque fois violacées.

On peut rencontrer aussi les altérations suivantes :

1° *Granulations.* — Ce sont de petites tumeurs rouges,
plus ou moins volumineuses, éparses et isolées, mais
presque toujours confluentes, qu'on trouve, soit sur un
point isolé, soit sur toute l'étendue du vagin, depuis la
vulve jusqu'à l'utérus, ressemblant aux bourgeons charnus
en général et aux granulations de certaines surfaces de
vésicatoires ou d'autres muqueuses enflammées.

Ces granulations sont-elles un effet de la tuméfaction
inflammatoire des follicules muqueux du vagin (psorélytrie
de Ricord), ou des bourgeons charnus de nouvelle formation, ou l'effet pur et simple de l'hypertrophie papillaire,
ou des rides et rugosités du vagin ?

Nous posons la question sans la résoudre, la science n'étant pas encore faite sur ce point.

2° *Eruptions diverses*, comparées à l'herpès phlycténoïde ;

3° *Petits abcès sous-muqueux*, siégeant surtout au voisinage de la vulve ;

4° *Œdème sous-muqueux*, par participation du tissu cellulaire à l'inflammation, d'où empâtement et soulèvement de la muqueuse du vagin, cause de rétrécissement du conduit. Cet œdème peut être général ou partiel, et dans ce dernier cas il est plus commun à la partie vulvaire du vagin ;

5° *Erosions et ulcérations*. Ces lésions sont variables en profondeur et en étendue, disposées par plaques et siégeant surtout à la partie supérieure et moyenne du vagin. Ce sont, le plus souvent, de petites ulcérations très-superficielles, très-rapprochées, et quelquefois même communiquant entre elles, analogues aux ulcérations superficielles de métrite muqueuse, et offrant les mêmes variétés que dans la balanite et l'uréthrite chez l'homme.

Sécrétions morbides. — L'écoulement n'est généralement pas constaté au début, par défaut de consultation.

Y a-t-il d'abord sécheresse et absence de sécrétion comme pour les autres muqueuses ? Nous inclinons à le croire.

Bientôt apparaît un mucus opalin, visqueux, augmentant peu à peu, et se transformant en :

1° Muco-pus abondant, visqueux, jaunâtre, ou jaune verdâtre, verdâtre, semblable à celui de la blennorrhagie chez l'homme, chimiquement et physiquement, plus ou moins odorant, d'une fétidité insupportable, surtout si la vaginite occupe la partie inférieure du vagin, c'est-à-dire le voisinage de la vulve ;

2° S'il y a des ulcérations, le liquide sécrété est du pus presque pur ;

3° Enfin, dans le muco-pus ayant subi l'altération putride, on peut trouver un infusoire : le *trichomonas vaginalis* (Donné).

SYMPTÔMES. — Le début de la vaginite aiguë est variable suivant les causes ; quelquefois brusque quelle que soit cette cause, et très-aigu dès le principe, il est lent si la maladie est sous l'influence de la scrofule.

Si la cause est une blennorrhagie de l'homme, l'époque du début est très-variable, difficile à déterminer dans le cas d'écoulements antérieurs, flueurs blanches, etc., pouvant se manifester, quelquefois, aussitôt après le coït, mais le plus souvent deux ou trois jours après. La vaginite existe quelquefois sans donner de signes, surtout lorsqu'elle est limitée aux parties profondes du vagin (vaginite des culs-de-sac).

Elle débute sans frisson, ni symptômes généraux, le plus souvent par les phénomènes suivants :

La sensibilité du vagin est modifiée ; il survient des sensations de picotement, de démangeaison, de cuisson, d'ardeur, de brûlure dans sa profondeur et à la vulve.

La douleur, qui occupe le vagin, est très-vive, pulsative, incommode, exaltée par la chaleur, le mouvement, la marche qui est quelquefois très-pénible.

Les rapports sexuels, le toucher, l'application du spéculum, sont impossibles ou très-douloureux, exceptionnellement faciles et possibles.

Il survient souvent, aussi, un sentiment de pesanteur dans l'aine, des douleurs plus ou moins vives du bassin, accompagnées de malaise général, de courbature, s'il y a extension de la vaginite aux parties voisines.

Envies d'uriner fréquentes, continuelles, miction douloureuse, surtout dans les cas d'uréthrite concomitante, douleur après la miction.

La *sécrétion*, d'abord muqueuse, devient opaliné, vis-
queuse, puis muco-purulente, enfin purulente, blanchâtre,
blanc-jaunâtre, jaune-verdâtre, verdâtre ; plus ou moins
abondante, tâchant le linge, l'imprégnant de la nuance qui
lui est propre ; d'une odeur fade, très-fétide et repoussante,
comparable à celle de certains poissons en état de décom-
position, quelquefois semblable à celle de l'hydrogène sul-
furé ; quelquefois aussi l'écoulement est légèrement teint
de sang provenant de la rupture de quelques vaisseaux
sanguins ou des ulcérations, Examiné au *microscope*, on y
trouve des cellules épithéliales déformées, des globules
de pus ou pyoïdes et quelquefois le *trichomonas vaginalis*
(Donné).

Quelques malades ont à peine des traces d'un flux
muqueux, mais jamais blanchâtre ni puriforme, que la
vaginite soit blennorrhagique ou non.

SIÉGE. — Rarement limitée au vagin, elle s'étend à la
vulve, à l'urèthre, à l'utérus, et elle offre les combinaisons
suivantes dans l'ordre de fréquence établi par Ricord :
1° La vulve, l'urèthre et le vagin, en même temps ;
2° Le vagin et l'utérus, concurremment ;
3° La vulve, l'urèthre, le vagin et l'utérus à la fois.

Le siége de la vaginite modifie quelques symptômes ou
quelques-uns des plus spéciaux ; et quand elle est blennorrhagique, elle peut occuper isolément chacun des siéges
ci-dessus. Nous allons dire quelques mots sur chacun de
ces siéges.

1° *Vaginite de l'extrémité inférieure du vagin. Blennor-*

rhagie vulvaire ou vulvite. — Ses symptômes sont : un prurit incommode, une chaleur vive, une rougeur très-prononcée, de la tuméfaction œdémateuse et inflammatoire d'où quelquefois oblitération momentanée du vagin, étranglement et paraphimosis des nymphes ; quelquefois elle s'accompagne d'ulcérations, siégeant surtout au voisinage de l'urèthre. On a observé assez souvent des myriades de petites élevures papillaires, semblables à des végétations que leur siége, leur état stationnaire, leur uniformité ne permet pas de confondre avec celles-ci.

Quelquefois on a rencontré un exsudat albumineux, semblable à celui des aphthes confluentes.

Souvent, au début, les *désirs vénériens sont exaltés*, mais durent peu.

Il y a quelquefois érection simple du clitoris, sans désirs, érection comparable à celles qui surviennent, chez l'homme, dans la cystite et l'uréthrite. Douleur quelquefois excessive à la vulve, en marchant ou en s'asseyant, d'où quelque ressemblance entre la marche des malades et celle des femmes enceintes ou des hommes affectés d'épididymite.

La miction est rendue douloureuse par le contact de l'urine avec la vulve, le clitoris, les corps caverneux tuméfiés et enflammés. La compression de l'urèthre amène alors quelquefois de la rétention d'urine.

La vaginite vulvaire s'étend quelquefois de la vulve à es parties voisines, d'où rougeur, prurit énervant et odeur désagréable de ces parties.

L'inflammation peut s'étendre aux conduits excréteurs des glandes de la vulve, et à ces glandes elles-mêmes ; alors on voit apparaître au-dessous de la muqueuse vulvaire de petites tumeurs dures, suppurant quelquefois et venant s'ouvrir près de l'orifice du vagin, analogues à celles qui siégent dans les glandes de l'urèthre chez l'homme.

S'il y a uréthrite, il existe des démangeaisons, une cuisson plus ou moins intense, quelquefois de la chaleur vive, ou une sensation de brûlure, surtout pendant la miction, des envies fréquentes d'uriner (micturition), du ténesme vésical à sec, de l'ischurie et même la strangurie.

On constate de la sensibilité et de la tuméfaction de l'urèthre au toucher de la paroi antérieure du vagin si l'on porte la pulpe du doigt indicateur en haut en avant. L'urèthre forme un cordon plus dur, plus tendu, douloureux à la pression, et le doigt ramené d'arrière en avant jusqu'à la vulve exprime au méat urinaire une quantité plus ou moins notable de pus.

La coexistence d'uréthrite avec vaginite est, d'après certains auteurs, un indice certain d'affection contagieuse et de nature infectieuse.

Nous accordons volontiers que la vaginite vénérienne, celle qui est le résultat de la contagion, s'accompagne souvent d'uréthrite; mais on ne peut nier cependant la fréquence de l'urèthrite chez certaines femmes qui n'ont pas de vaginite.

Nous préférons, en conséquence, considérer ces accidents comme des complications, car ils peuvent être, en quelque sorte, étrangers à la vaginite.

2° Vaginite de la surface intérieure du vagin, générale ou partielle, ou vaginite proprement dite.

La plupart de ses signes locaux peuvent être constatés par la vue et le toucher.

La *sensibilité* est très-vive dans le vagin; il existe des *douleurs* plus ou moins intenses, quelquefois très-aiguës, étendues aux parties voisines, par irritation des parois du vagin, ou des organes voisins, s'ils participent à l'inflammation, ou bien hyperesthésie pure et simple de la muqueuse vaginale avec sensation de chaleur et de brûlure ; quelquefois, dans la vaginite aiguë, on observe un sentiment de pesanteur dans les aines, des douleurs plus ou moins marquées dans le bassin, avec malaise général et courbature.

Le *toucher* fait constater une surélévation, considérable quelquefois, de la température du vagin, une tuméfaction uniforme, générale ou par plaques limitées de la membrane muqueuse ou même de toutes ses enveloppes, son défaut de dilatation ou même sa résistance ; enfin sa sensibilité anormale au point que le doigt ne pénètre qu'en arrachant des cris.

La surface du vagin peut être tuméfiée ou non, lisse et unie, ou bien inégale et donnant au doigt la sensation de petites élevures, les unes très-fines, certaines papuleuses ou bien plus grosses et égalant quelquefois le volume des *granulations*.

Ces phénomènes, constatés depuis fort longtemps, peuvent survenir aussi bien loin de la période de la gestation que pendant la grossesse.

Peut-on sentir au toucher les *ulcérations superficielles* siégeant dans le vagin ? La chose est possible, mais nous n'y sommes jamais arrivé.

Ces accidents d'inflammation affectent-ils plus spécialement la paroi antérieure du vagin ? Nous ne le pensons pas.

L'exploration à l'aide du spéculum, n'est pas toujours possible, en raison : 1° des douleurs et de la sensibilité très-vive du vagin enflammé ; 2° en raison de sa tuméfaction quelquefois intense, qui ne permet pas la progression de l'instrument et surtout de la résistance des parois du vagin qui ne se dilate plus.

A ce propos, il ne sera pas sans intérêt d'ouvrir une parenthèse pour dire quelle est la variété de spéculum dont on doit faire usage ; quel est le spéculum qui permettra de voir le plus facilement et de mieux voir. Bien entendu, c'est du spéculum bivalve qu'il faut toujours se servir en pareil cas, et du spéculum du plus petit modèle. Les spéculums pleins, les gros spéculums seraient ici d'une introduction très-périlleuse en raison de leur volume. Il serait, d'ailleurs, le plus souvent impossible de les faire pénétrer. Le spéculum bivalve à valves pleines, doit même être remplacé ici par un spéculum d'un modèle spécial, fabriqué d'après les indications de notre savant maître de l'hôpital Saint-Louis, M. le Dr Alfred Fournier ; nous voulons parler du *spéculum bivalve fenêtré,* qui est un spéculum ordinaire dont les valves sont à jour.

Cet instrument, en effet, permet d'examiner tout le vagin dont le spéculum à valves pleines masque nécessairement une partie, et avec lequel on ne découvre tout le vagin, que par des mouvements de rotation toujours très-pénibles pour les malades. Il permet même (avantage qui n'est pas sans valeur) de voir le vagin sans le dilater et sans qu'il soit nécessaire d'ouvrir l'instrument. C'est là, nous n'hésitons pas à le dire, le spéculum vaginal par excellence.

Mais si, aussitôt après la disparition de la douleur et de la tuméfactfon on applique le spéculum, que voit-on ?

« Le premier fait qu'on constate, dit M. Alfred Fournier, est celui-ci : c'est que l'instrument est baigné, littéralement baigné par une nappe de pus, et de pus vert, crêmeux, phlegmoneux, lequel vient sourdre à travers les fenêtres de l'instrument. » Toute la surface du vagin, depuis l'anneau jusqu'au col, est donc couverte de pus, premier point à enregistrer et déjà plus que démonstratif. Essuyons ce pus : que voyons-nous ?

1° La membrane muqueuse détergée du vagin, au lieu de se présenter avec la teinte rose gris qui lui est habi-

tuelle, est littéralement rouge, rouge ardent, carmin, cerise, framboise, coquelicot.

2° Elle offre une tuméfaction tantôt générale, uniforme,
tantôt partielle, par plaques, selon que les tissus sous-
jacents à la muqueuse participent à l'inflammation en
partie ou en totalité, c'est-à-dire suivant qu'il y a un
œdème ou un phlegmon plus ou moins diffus ou circonscrit.

3° Une *inégalité* de la surface de la muqueuse dont les
plis sont plus tuméfiés, quelquefois effacés, ou occupés
par une quantité plus ou moins considérable de petites
granulations miliaires ou plus volumineuses, ou au contraire des pertes de substances, c'est-à-dire des *ulcérations*
plus ou moins nombreuses et profondes de dimension variable, isolées ou par plaques. A l'aide du spéculum, on
peut également constater quelquefois sur les parois du
vagin, «çà et là disséminés, de petits points lenticulaires,
arrondis, de la largeur d'une tête d'épingle ou un peu plus,
qui tranchent sur la coloration uni-formément rouge du
vagin par une coloration plus foncée encore, tout à fait
purpurine, rappelant le piqueté de certains granits : ces
petits point semblent érosifs et légèrement saillants. Par
quoi sont-ils constitués? Il serait encore impossible de le
dire actuellement, l'anatomie pathologique et le microscope
ne s'étant pas encore prononcés sur ce point. »

M. Alfred Fournier pense avec raison, selon nous, que
c'est là une forme de vaginite chronique, surtout de celle
qui est entretenue par les excès vénériens, la fatigue, les
écarts de régime, etc.

Les vaginites partielles, celles de la surface du col utérin, par exemple, ne peuvent être connues que par l'application du spéculum qui en précise le siége.

Des différences notables existent entre les *sécrétions morbides* de l'urèthre, de la vulve, du vagin et de l'utérus. Elles

sont liquides, sans adhérence, lorsqu'elles proviennent
d'une inflammation de l'urèthre, de la vulve, du vagin ; tandis que celles qui sont fournies par l'utérus sont visqueuses,
en flocons, sous forme de glaires, analogues à du blanc
d'œuf. Les sécrétions de l'urèthre, de la vulve, de l'utérus
seraient alcalines, celles du vagin acides (Ricord). Suivant
M. Lagneau, la métrite qui accompagne la vaginite ne pro-
duirait ordinairement aucune sensation désagréable et aucune douleur.

La menstruation est-elle influencée par la vaginite
aiguë ? Le silence des auteurs ne permet pas de le croire.

Symptômes généraux ou réactionnels. — Les symptômes généraux ou de réaction sont nuls si la vaginite est
peu intense ou peu étendue, mais si elle est étendue ou
compliquée, alors apparaît une fièvre inflammatoire légère
et toujours d'assez courte durée.

Quelques malades éprouveraient des frissons légers,
avant qu'il se soit formé du pus par les surfaces malades,
et ils seraient plus intenses dans le cas de suppuration
lente que dans celui de suppuration prompte. Ces symptômes augmentant de fréquence et d'intensité pourraient
être considérés comme constituant une sorte de fièvre de
suppuration, mais comme l'inflammation est généralement
peu intense, que la fièvre est légère, les malades y font peu
attention. Il existe parfois quelques symptômes sympathiques, ainsi : sans aucune lésion morbide du rectum, la
défécation devient douloureuse et les malades ont une
répugnance extrême pour aller à la garde-robe ; quelquefois en même temps se fait sentir une douleur très-aiguë
au périnée, accompagnée de contractions périodiques très-
vives de ses muscles, phénomènes dus à l'irritation générale et très-fréquente de ces parties.

MARCHE. Aiguë au début, la marche de la vaginite est assez régulière. Ses symptômes arrivent vite au summum d'intensité, diminuent d'une manière progressive et ont une grande tendance à passer à l'état chronique.

DURÉE. La durée en est rarement courte, souvent indéfinie, si elle est abandonnée à elle-même, pouvant se prolonger des mois et des années; avec exacerbation au moment des règles, par excès de coït ou autres causes.

TERMINAISON. La guérison est rarement spontanée. Quelquefois incurable, elle *s'éternise*, dissimulée, sous le nom banal et commode de *flueurs blanches*.

La vaginite peut se terminer :

1º Par *délitescence*.

2° Par *résolution*. Si la maladie est légère, la résolution peut se faire en 8 ou 10 jours.

3° Par suppuration, du 10ᵉ au 15ᵉ jour.

4° La gangrène est fréquente dans la vaginite par cause mécanique. A la chute des eschares, on trouve des ulcérations plus ou moins larges et profondes suivies de cicatrices difformes et irrégulières rétrécissant le vagin et devenant un empêchement aux rapports sexuels, mais cependant n'offrant presque jamais un obstacle sérieux à la parturition. Quelquefois, à la chute des eschares, on constate une perforation du vagin et communication anormale, fistuleuse de ce conduit avec la vessie ou le rectum.

COMPLICATIONS. Nous ne ferons que signaler l'*ophthalmie blennorrhagique*, plus rare dans la vaginite que dans la blennorrhagie de l'homme.

La vaginite aiguë peut se compliquer :

1° De *métrite* du col primitive ou consécutive, donnant

lieu aux symptômes de cette affection, symptômes qui ne sont guère appréciables que pour le médecin. Le col est un peu plus volumineux que de coutume, légèrement turgide ; la muqueuse présente une rougeur morbide, très-évidente, absolue et uniforme. L'intensité de cette couleur varie avec l'intensité de l'inflammation.

Souvent encore, sur le col rouge, on distingue un semis de petits points d'un rouge plus foncé, écarlate, points qui paraissent érosifs. Ces érosions sont habituellement multiples et absolument comparables aux érosions de la balano-posthite (Alfred Fournier).

Nous avons vu ces jours derniers, chez une jeune femme atteinte de vaginite de médiocre intensité, un col utérin très-rouge, assez gonflé et remarquable par son aspect mûriforme des plus curieux.

Grâce aux signes que fournit l'examen direct, nous savons que la matrice peut être le siége d'un écoulement blennorrhagique, cela expliquerait parfaitement la fréquence des leucorrhées utérines à la suite de vaginites fréquentes.

2° De *vulvite*. La vulvite est fréquemment associée à la vaginite. Elle peut lui être ou contemporaine ou consécutive ; contemporaine, c'est-à-dire résultant de la même action déterminante, consécutive, c'est-à-dire survenant pendant l'action de la vaginite.

Elle est assez fréquente à l'état de simple érythème et occupe une région spéciale, la région clitoridienne. (Vulvite clitoridienne.)

3° D'*Uréthrite*. — L'uréthrite est assez souvent liée à la vaginite, bien qu'elle puisse exister sans elle.

Les symptômes qui la caractérisent se résument en ceci : 1° des troubles de miction ; 2° un écoulement purulent de l'urèthre.

Les *troubles de miction* ne peuvent être comparés à cet ordre de phénomènes dans la blennhorragie de l'homme. D'abord les douleurs que peut produire le passage de l'urine sur le canal enflammé, sont toujours très-minimes, relativement à ce qu'elles sont chez l'homme.

La femme affectée de vagino-uréthrite, ne craint pas la chaudepisse dans l'acception étymologique de ce mot.

Ce qu'elle éprouve se borne à une chaleur très-tolérable et à une cuisson très-légère, déterminées par le passage de l'urine.

De plus, cette sensation douloureuse est très-éphémère, ne dure pas ce qu'elle dure chez l'homme, persiste 2, 3, 4, jours et s'évanouit.

Enfin, nous avons pu constater que bon nombre de femmes atteintes d'uréthrite n'accusaient aucune douleur à la miction.

L'*écoulement uréthral* chez la femme ne diffère pas, comme nature de ce qu'il est chez l'homme. C'est un écoulement muco-purulent qui, au début, commence par être muqueux, jaunâtre, plus tard jaune, jaune verdâtre, plus tard encore jaunâtre, jaune blanchâtre, tache le linge de la même façon, de la même couleur que le pus de l'homme, mais il en diffère considérablement par la quantité, en général énorme chez l'homme, très-minime chez la femme.

La réunion de ces quatre lésions, à savoir : la vaginite, la métrite, la vulvite et l'uréthrite, compose la forme la plus habituelle de la blennhorragie chez la femme.

4° D'*ovarite*. Les ovaires s'affectent à la façon des épididymes (Hunter).

Ricord et Vidal insistent beaucoup sur cette complication, qui est pourtant assez rare.

On sait depuis longtemps, par l'anatomie pathologique, que la vaginite peut gagner la muqueuse du col et du corps de la matrice, celle des trompes, les ovaires et le péritoine, d'où aussi des péritonites circonscrites oblitérant les trompes, et comme conséquence la stérilité.

5° L'écoulement du pus du vagin le long du périnée et jusqu'à l'*anus*, peut aller produire une *rectite*, phénomène pourtant très-rare.

6° La vessie s'enflamme quelquefois par la propagation de l'inflammation de l'urèthre et à des degrés divers.

Revenant alors sur elle-même, se rétractant, elle diminue sa capacité et cause des *envies fréquentes* d'uriner ; les urines ne pouvant être retenues longtemps, il y a des douleurs dans la vessie, et si l'urine est retenue un moment, au lieu d'être immédiatement expulsée, la douleur devient intolérable et persiste, même après l'évacuation, c'est-à-dire qu'il y a un véritable ténesme vésical attribué à tort à la contraction de la membrane musculaire de la vessie ; quelquefois on observe de l'incontinence d'urine par relâchement de l'urèthre, toujours de peu de durée ; mais n'y a-t-il pas plutôt paralysie des muscles du périnée, comme on en constate au voile du palais, après certaines amygda·lites ?

7° Nous signalerons l'urétérite et la néphrite par extension de l'inflammation à ces organes.

8° Nous mentionnerons d'autre part, un autre genre de complication qui se produit parfois : le *rhumatisme blennorrhagique* pour dire qu'il coïncide toujours avec une uréthrite et qu'il est, suivant M. Alfred Fournier, « une conséquence de l'inflammation de l'urèthre, un effet sympathique de l'irritation de l'urèthre. » Cette variété de complication est infiniment plus rare chez la femme que chez l'homme. Et cela se conçoit. Car il n'y a aucune comparaison à établir entre les proportions et l'étendue de muqueuse affectée, considérables chez l'homme, minimes chez la femme.

Nous devrions traiter ici du diagnostic et du pronostic des causes et du traitement de la vaginite aiguë, mais les faits ont trop de rapports avec ceux de la vaginite chronique pour que nous ne nous occupions pas d'abord de cette affeciion.

II. VAGINITE CHRONIQUE.

On sait que M. Ricord avait signalé une forme de vaginite chronique, la vaginite granuleuse sous le nom de *psorélytrie*, et l'avait localisée dans les follicules du vagin qui prennent un aspect granulé, boutonneux; que d'autres auteurs, après lui, en avaient dit aussi quelques mots; mais on ne doit pas oublier que M. Nonat, en 1821, en a déjà donné une description assez satisfaisante, dans laquelle cet auteur dit qu'on a vu se développer, ou plutôt pulluler sur toute la surface intérieure du vagin des végétations molles, rougeâtres, et fongueuses, en général peu douloureuses, remplissant quelquefois ce conduit et donnant lieu à un écoulement muqueux, floconneux, et à des hémorrhagies souvent abondantes.

En 1833, Becquerel et Deville faisaient déjà des *granulations*, un des caractères anatomiques de la leucorrhée, des écoulements lactescents. Le vagin semble, au toucher, grenu de toutes parts et quelquefois les granulations sont dures, saillantes, presque aiguës, de manière à simuler des verrues ou des boutons miliaires.

La vaginite granuleuse est une des formes assez fré
quentes de la vaginite liée à la grossesse, elle résiste en
général à tous les moyens jusqu'à l'accouchement qui dé-
livre, séance tenante,,les femmes affectées, de ces granulations et de tout écoulement purulent.

Ces auteurs ne donnent d'ailleurs pas cette affection
comme nouvelle, et ils ajoutent: « M. Cullerier avait bien
reconnu cet état de chose et son caractère bénin. » Noun
verrons plus loin qu'il peut exister aussi hors de la gestation.

En 1836, Cullerier avait signalé l'existen ce de végétations ou granulations sur les parois du vagin ou même
sur le col de l'utérus, et M. Lagneau, sur les parties profondes du vagin et le museau de tanche.

Les granulations ne sont d'ailleurs qu'un des modes de
la vaginite chronique.

ANATOMIE PATHOLOGIQUE. — La rougeur du vagin est
moins prononcée, moins vive, plus foncée que dans la
vaginite aiguë, quelquefois sombre, bleuâtre, et comme livide ou d'un rouge ardoisé foncé ; généralement placée par
plaques plus ou moins larges et disséminées à différentes
hauteurs.

Il y a de la *tuméfaction* ou plutôt de l'*épaississement,* et
comme une hypertrophie de la membrane muqueuse dont
les rides sont dans quelques cas plus développées, d'où
l'aspect rugueux, inégal de cette membrane qui a aussi
paru quelquefois comme spongieuse. Le plus souvent il
n'existe point de tuméfaction évidente, et cela est démontré par les vaginites chroniques partielles où la muqueuse est de niveau avec sa partie saine, et les plis ou
rides du vagin ne sont ni épaissis ni hypertrophiés. Un
des modes les plus communs de la vaginite chronique, est

celui dans lequel il existe des *érosions* ou des *ulcérations* tout à fait semblables à celles que nous avons indiquées dans la forme aiguë, avec cette différence, qu'elles reposent sur un fond d'un rouge moins vif, plus sombre, lie de vin.

Généralement superficielles, elles peuvent être plus profondes; et dans quelques cas on les a comparées avec celles de la surface des vésicatoires, c'est-à-dire quelquefois granulées, ou couvertes de bourgeons charnus.

Les cryptes ou follicules muqueux du vagin ont quelquefois subi une augmentation considérable de volume.

C'est la véritable *psorélytrie chronique* différant des *granulations* proprement dites; ces hypertrophies partielles consistent en de petites saillies rougeâtres, ou d'un rouge vif, d'un diamètre variant entre 1/2 millimèt. et 2 millimètres. Leur forme est le plus souvent celle d'une 1/2 sphère adhérente par sa base; quelquefois leur développement est plus grand, elles s'allongent, prennent la forme de petits cylindres, mais ce dernier cas est peu commun, et quand il existe la vaginite est à son plus haut degré.

Leur nombre, toujours grand, varie selon les cas; elles sont isolées, éparses, ou confluentes, et parfois à un degré tel qu'elles se compriment mutuellement et se déplacent si leur longueur est suffisante; entre ces deux de grés il existe des formes intermédiaires le plus souvent confluentes sans exagération.

Leur *siége habituel* est toute la hauteur du vagin, ou la partie supérieure de sa face postérieure, caractère commun avec les granulations utérines. A la partie inférieure, elles sont lisses et confluentes. Les granulations commencent avec le vagin, sur les caroncules myrtiformes. Par en haut elles arrivent jusqu'au pourtour du col, qu'elles envahissent assez souvent dans sa moitié externe.

Sur le vagin même, les granulations occupent souvent toutes les parois lorsqu'elles sont confluentes; moins nombreuses, elles sont placées sur le sommet des plis ou rides, et quelquefois aussi dans leur intervalle.

Nous ne savons rien de positif sur la nature et le siége précis de cette altération, de même que pour la conjonctivite ou mieux la blépharite granuleuse. On a supposé leur siége dans les follicules muqueux du vagin ; hypothèse sans preuve, car il est difficile d'admettre d'ailleurs l'existence d'un nombre de follicules égal à celui des granulations si nombreuses chez certaines malades. D'autres auteurs les ont considérées comme constituées par les papilles formant les rides du vagin et par l'exagération de ces papilles. Si cette explication s'applique aux granulations qui siégent sur les rides, elle ne convient plus à celles qui se trouvent comprises dans leurs intervalles.

Nous inclinons à penser que les produits plastiques fournis par le vagin enflammé et dépourvu de son épithélium, s'organisent comme la lymphe plastique à la surface des plaies et que les granulations du vagin ne diffèrent pas des bourgeons charnus.

A l'œil nu, à la loupe, au microscope, aucune trace de cavité, mais une masse homogène se continuant sans distinction avec le tissu de la muqueuse.

Que deviennent ces granulations? Elles s'indurent quelquefois; mais est-ce là tout? Nous avouons n'en rien savoir.

Sécrétions. — La membrane muqueuse semble jouir d'une organisation nouvelle; qu'il existe ou non des granulations, les capillaires, sans cesse parcourus par un plus grande quantité de sang, s'étant d'ailleurs multipliés, fournissent aux organes de sécrétion des matériaux incessants pour leur nouvelle fonction. Soit que l'on considère cette disposition pathologique comme une des conséquences de l'inflammation qui a fixé son siége sur la membrane muqueuse, ou que l'on n'y trouve qu'une modification organique à laquelle l'inflammation est pour le moment tout à fait étrangère, il n'en est pas moins acquis que dans la majorité des cas une inflammation aiguë de la muqueuse du vagin a été l'origine, la cause de cet état, et qu'on peut l'accuser d'avoir été le point de départ des sécrétions anormales qui ne diffèrent de l'état aigu que par moins de densité, de viscosité, une diminution de la coloration, qui le plus souvent est devenue blanchâtre au lieu d'être restée jaunâtre ou verdâtre.

SYMPTÔMES. — Le plus souvent il n'y a dans la vaginite chronique, granuleuse ou non, ni douleur, ni sensibilité anormale du vagin, aucune irradiation sur les organes voisins. Quelquefois il existe à la vulve des sensations légères de cuissons, de démangeaisons cuisantes et parfois très-opiniâtres. D'autres fois ce sont des picotements. Ces phénomènes peuvent être rapportés autant à l'irritation produite par le contact de l'écoulement qu'à la congestion et à l'inflammation des parties.

L'altération fonctionnelle, constante du vagin consiste surtout dans un excès et une altération de *sa sécrétion*, d'où un écoulement plus ou moins abondant, muqueux, muco-purulent ou purulent; c'est un liquide ténu, rarement visqueux, blanc, lactescent, d'autres fois plus consistant, crêmeux, et alors d'une couleur jaunâtre ou même verdâtre, qu'on peut toujours distinguer de la sécrétion de la métrite catarrhale, très-visqueuse, comme du blanc d'œuf, ou une solution épaisse de gomme arabique, plus ou moins opaque et presque toujours d'une teinte jaunâtre ou d'aspect puriforme.

La fatigue accroît l'abondance de l'écoulement que le repos diminue rapidement. La *menstruation* n'est pas sensiblement influencée par l'inflammation chronique du vagin, quelle que soit sa forme. Au *toucher*, le doigt glisse entre deux parties dures, râpeuses, chagrinées. Le vagin paraît comme grenu; quelquefois les granulations semblent plus dures, plus saillantes, parfois aiguës, de manière à simuler des boutons miliaires ou des verrues. Cette sensation ne peut être confondue avec celle de sécheresse que donne quelquefois l'exagération des rides du vagin à la fin de la gestation. Mais comment les distinguer de l'hypertrophie des cryptes dits muqueux? Par le spéculum.

Ces sensations, qui ne peuvent exister que dans la vaginite granuleuse, font défaut dans la vaginite simple.

Presque toutes les *ulcérations* se décèlent au toucher, mais il faut que les hypertrophies partielles de la muqueuse vaginale soient assez notables pour y être sensibles. Par l'examen au spéculum, on trouve sur les parois vaginales une rougeur plus ou moins foncée, sombre, violette, livide, générale ou partielle, par plaques plus ou moins larges ou ponctuées.

Cet instrument fait constater quelquefois une légère *tuméfaction* de la muqueuse, générale ou partielle; les *ulcérations* et les *érosions* s'il en existe.

Si dans la vaginite chronique le vagin s'est agrandi, dilaté, ce que l'on constate facilement par l'application du spéculum, d'autres fois sa capacité est diminuée soit par la bouffissure, l'œdème quelquefois considérable de ses parois, soit par un reliquat d'inflammation à un certain degré, soit encore par l'induration, le resserrement ou l'hypertrophie de ses parois.

Mais dans le cas de vaginite granuleuse, l'examen à l'aide du spéculum permet d'apprécier les différentes variétés de *sécrétions anormales* qui sont un caractère constant de toutes les formes ou variétés de vaginite chronique, ainsi que les *granulations* dont nous avons donné la description. Dans les cas de vaginite granuleuse, celles-ci se portent sur la surface de la sécrétion morbide; et quand les granulations ont leur base distincte, il en résulte un aspect singulier, c'est-à-dire verdâtre ou blanc sale du fond du vagin, sur lequel se voient de petits points rouges qui ne sont autre chose que le sommet des granulations.

Cependant lorsque les granulations s'indurent, se transforment, elles doivent perdre leur propriété sécrétoire et l'écoulement doit faire défaut. On conçoit aussi que la sécrétion doit varier d'aspect selon les altérations dont les granulations peuvent devenir le siége.

MARCHE. — La vaginite chronique, quelle qu'en soit la forme ou l'espèce, est une affection à marche généralement lente, continue et quelquefois sujette à des exacerbations sous l'influence des causes qui l'ont produite.

Quand la vaginite granuleuse survient chez une femme enceinte et bien portante jusqu'à la fécondation, presque aussitôt, ou au moins dans les premiers mois de la gestation, il survient un écoulement blanc auquel on donne le nom de flueurs blanches. S'il en existait déjà, celles-ci se montrent plus abondantes et deviennent jaunâtres ou verdâtres et encroûtent le linge en se desséchant. Nul autre phénomène n'attire alors l'attention des malades, puisqu'on croit généralement qu'un écoulement leucorrhéique peut exister aussi bien pendant la gestation qu'en dehors de cette fonction, sans aucune lésion morbide locale. Du reste que la malade soit ou non enceinte, on observe la même lenteur dans la marche de la vaginite granuleuse, èt pour corriger la négligence des femmes à cet égard, le rôle du médecin doit consister surtout à répandre cette notion générale, *qu'il n'y a point d'écoulement qui ne soit symptomatique d'une lésion*, et qui, à ce titre, ne réclame des soins assidus; ce n'est d'ailleurs qu'après avoir contaminé quelqu'un, ou vu survenir quelques complications, que les malades s'accusent de cette affection.

DURÉE. — La vaginite chronique, abandonnée à elle-même, dure plusieurs années sans aucune tendance à la guérison. Toutefois quand la vaginite granuleuse est liée à la grossesse, elle disparaît spontanément après l'accouchement, comme la vaginite simple, et quelques auteurs expliquent cette guérison par la participation des granulations à la distension générale du vagin lors de la parturition et à leur aplatissement par la tête ou le corps de l'enfant.

TERMINAISON. — 1° La vaginite simple chronique cède ordinairement à un traitement convenable : la muqueuse devient pâle et s'affaisse, puis le gonflement disparaît tout à fait. Les flueurs blanches diminuent, sont presque réduites à rien, ou s'il en existe encore, le liquide est tout à fait blanc : ce sont les dernières sécrétions et bientôt tout disparaît.

2° Dans la vaginite granuleuse, les granulations se transforment en une production morbide connue sous le nom de *poireaux*, de *végétations*, qui ne sont en définitive qu'un degré plus avancé de leur organisation, ainsi qu'il a été observé par Cullerier, Lagneau et Ricord, et qui forment quelquefois dans le vagin des tumeurs considérables, comme celles observées par Levret. Cette terminaison par induration hypertrophique a lieu surtout dans les cas où les granulations sont rares et l'inflammation peu considérable.

COMPLICATIONS. — Lorsque la vaginite chronique existe depuis un certain temps, elle se complique assez souvent, surtout la forme granuleuse, liée à la grossesse, de *végétations* à la vulve, soit par le fait de l'extension de l'inflammation aux tissus qui la composent, soit par le développement d'une irritation spontanée. Ces *végétations* ne diffèrent pas d'ailleurs des *granulations* du vagin. M. Ricord a depuis longtemps reconnu, que les différentes variétés de la vaginite blennorrhagique semblent présider au développement des végétations et de leurs différentes espèces, poireaux, choux-fleurs, etc.

La *grossesse* peut être considérée comme une complication de la vaginite aiguë ou chronique, granuleuse ou non, en ce sens qu'elle peut rendre sa marche stationnaire, sinon progressive, rendre le traitement inutile, dangereux ; mais, nous l'avons déjà dit, l'accouchement peut la guérir. La relation suivante, que nous empruntons à notre excellent maître M. le Dr Alfred Fournier, est un exemple probant de la possibilité de la guérison : « je me rappellerai toujours, dit l'éminent médecin de Saint-Louis, un fait que que j'ai eu l'occasion d'observer tout à fait au début de ma pratique. Un jour un de mes amis accourt chez moi, tenant un paquet à la main. — Qu'est-ce que cela ? me dit-il, après avoir defait son paquet et étalé sur mon bureau une chemise de femme tellement maculée de nappes vertes et purulentes qu'elle en était littéralement empesée. — Cela, lui dis-je, c'est la chemise d'une femme affectée d'une des plus belles chaudes-pisses que j'aie vues. — Eh bien, c'est la chemise de ma femme, réplique-t-il consterné. Je lui aurais donc communiqué la chaude-pisse ?— Je l'examinai. Il était sain, absolument sain. Et comme sa femme était de celles qui ne peuvent être soupçonnées, je me repris aussitôt (honteux de ma précipitation) pour lui dire : — Eh bien ! c'est que ta femme est enceinte et tu seras père dans quelques mois. En effet cette dame était grosse de trois mois. Je l'examinai. Je trouvai son vagin absolument pourpre, pourpre violacé, et baignant dans une mare de pus : si bien que, malgré ce que je savais et avais entendu dire de la vaginite de *grossesse*, je conservai quelques doutes par devers moi, me demandant si de tels symptômes pouvaient résulter d'une cause physiologique, si cet écoulement n'était pas le dérivé de quelque cause accidentelle de contagion (contagion par latrines, par éponges, canules, etc.). Je traitai cette dame, et inutile d'ajouter que tous mes soins furent employés en pure perte. La vaginite résista et résista jusqu'à l'accouchement qui délivra cette jeune femme de tout écoulement purulent. Le doute n'était donc pas permis, et l'aurait-il été, que ce qui suivit l'eût dissipé complètement. Deux autres fois cette même dame devint enceinte, et dans chacune de ses grossesses le même écoulement purulent blennorrhagique se reproduisit comme la première fois pour cesser, comme la première fois aussi, avec l'accouchement. »

Diagnostic. — Nous allons traiter ici du diagnostic de la vaginite aigue et de la vaginite chronique.

On peut dire d'une manière générale que toute vaginite est dans la majorité des cas une affection d'un diagnostic facile, et ce sera toutes les fois qu'on pourra procéder à un examen direct de la maladie par le toucher et par la vue ; mais ce qu'on doit surtout s'appliquer à savoir, c'est le degré, l'intensité, l'étendue ou le siége principal de l'affection, ainsi que ses causes, sa nature, son espèce et ses complications.

1° Est-il nécessaire qu'il existe une *sécrétion anormale* pour établir le diagnostic, l'existence d'une vaginite même de l'espèce dite blennorrhagique? On a vu des exemples où l'inflammation du vagin était annoncée seulement par la rougeur, la chaleur, avec sécheresse et aridité du vagin, dont la sécrétion normale était suspendue, comme dans les cas désignés par Fabre sous le nom de *blennorrhagie sèche*. D'autres dans lesquels, avec les mêmes phénomènes locaux, cette sécrétion était accrue mais non altérée. Dans ces cas, la résolution est la règle, c'est-à-dire que l'inflammation cesse promptement, sans avoir passé par la période desuppuration.

Les vaginites qui se présentent avec ces caractères, sont-elles simples, non vénériennes, idiopathiques, ou bien vénériennes, blennorrhagiques? Evidemment ces vaginites simples, érythémateuses, sont idiopathiques et non contagieuses, si l'on a égard à ce principe posé par Hunter qu'une personne atteinte de l'irritatien vénérienne, sous quelque forme que ce soit, ne peut communiquer sa maladie s'il n'y a point sécrétion purulente.

Or, dans ces cas, la sécrétion du vagin est suspendue momentanément ou simplement exagérée.

2° Existe-t-il réellement une vaginite dite *vénérienne, blennorrhagique*? Toutes les vaginites purulentes ne sont-elles pas contagieuses?

Nous répondrons à la première question en citant l'opinion, bien peu discutée aujourd'hui, de M. Alfred Fournier et en nous retranchant derrière son autorité : « Entre les vaginites non vénériennes et les vaginites vénériennes il n'est aucun symptôme (à ne parler que des symptômes propres de la maladie) qui permette d'établir un diagnostic différentiel. »

Pour résoudre la deuxième question que nous venons de poser, il nous suffira de rappeler qu'on sait très-bien que du pus pris n'importe où, et appliqué sur la surface muqueuse de l'urèthre, comme au reste sur toute surface muqueuse, y détermine aisément une inflammation. Or, une vaginite sera-t-elle virulente, vénérienne, parce que la matière verdâtre, épaisse, évidemment purulente sécrétée par le vagin, aura déterminé une uréthrite chez un homme ? Non. Pour comprendre ces faits, il n'est pas nécessaire d'invoquer des causes occultes et absurdes, d'accepter la nécessité d'une spécificité quelconque dans la sécrétion fournie par le vagin enflammé. Le pus alors agit en sa qualité de pus ; outre que s'il est doué de quelques autres propriétés irritantes il pourrait agir aussi en qualité de substance irritante. Ce sont là des faits vulgaires que le bon sens indique, et que nous rappelons seulement ici, afin qu'on n'aille pas chercher à rapprocher la vaginite purulente, surtout la forme granuleuse, de la maladie syphilitique, de la vérole.

L'incertitude des caractères à l'aide desquels on a prétendu distinguer la vaginite dite blennorrhagique de la vaginite purement inflammatoire est flagrante d'ailleurs, ne repose que sur des données purement hypothétiques. On ne peut se créer une opinion que d'après des probabilités à moins de symptômes non équivoques d'infection syphilitique, mais souvent on est obligé de croire les femmes·qui accusent pour de simples flueurs blanches anciennes les vaginites blennorhagiques dont les présentent les signes actuels ; et à l'état aigu, comme à l'état chronique, les vaginites, quelles que soient la forme et l'espèce, ont exactement la même figure.

Tirera-t-on, avec Hunter, un signe diagnostique plus certain des circonstances qui ont précédé la vaginite, c'est-à-dire un coït suspect avec un homme et ensuite la contamination d'un autre homme? Mais un coït suspect pour antécédent, un terme prétendu d'incubation, le plus ou moins d'intensité dans les symptômes, la plus longue durée avec ou sans rémission, la couleur plus ou moins foncée, verdâtre de l'écoulement, son odeur particulière, la teinte des parties affectées, le siége particulier de la maladie ne sauraient en indiquer la nature intime ou faire reconnaître la cause rigoureuse à laquelle on doit la rapporter. Il faut en appeler aux aveux de Hunter et de Hecker, et reconnaître qu'il n'y a de vaginite virulente que celle qui est compliquée ou qui dépend d'un chancre caché et rigoureusement reconnaissable par l'inoculation.

En effet, le développement d'une uréthrite chez l'homme ne suffit pas pour faire suspecter la femme avec qui il a cohabité; tous les jours des individus contractent une inflammation de l'urèthre avec une femme affectée simplement d'une leucorrhée un peu âcre, de métrite aiguë ou chronique, d'ulcérations, de granulations ou de tout autre affection non vénérienne du col utérin; de plus, il faut savoir qu'il y a des hommes qui contractent des uréthrites à chaque coït un peu vif avec des femmes pendant leurs règles, tandis que d'autres restent indemnes, et qu'il en est de même pour la leucorrhée. En effet, on observe souvent dans la pratique qu'une femme affectée d'une métrite catarrhale occasionne souvent, et à des intervalles plus ou moins considérables, une uréthrite catarrhale à l'individu qui a des rapports habituels avec elle, et à cette occasion bien des unions se rompent, des ménages se désunissent, les conjoints finissant par croire qu'ils ne peuvent se convenir. Dans quelques cas plus heureux, devenant moins impressionnable, l'homme ne contracte plus rien, quoique la femme reste dans les mêmes conditions morbides; mais alors, comme l'avait déjà vu Hunter, s'il y a cessation temporaire des rapports sexuels et que le même individu reprenne plus tard ses rapports avec la même femme, l'immunité cesse, la susceptibilité reparaît avec les mêmes conséquences; de même qu'aussi la même femme peut occasionner les mêmes accidents à un autre homme qui deviendra indemne à son tour, la femme étant restée exactement ce qu'elle était.

Dans ces dernières circonstances, on a expliqué l'immunité acquise par l'habitude d'un même irritant, toujours au même degré, d'où moins d'impressionnabilité : la longue fréquentation d'une même femme rendant les rapports moins fréquents, moins passionnés, les organes sont moins disposés à l'inflammation, à l'irritaticn. Les femmes, prévenues d'ailleurs, font plus et prennent des précautions de toilette impossibles dans de nouveaux rapports souvent imprévus et improvisés, où l'orgasme excessif et des répétitions précipitées disposent les organes à l'inflammation. Ainsi, nous avons connu une femme atteinte d'écoulement leucorrhéique, qui, après avoir contaminé un amant improvisé, sous l'influence d'une excitation nouvelle, contamina son amant habituel, indemne jusqu'alors ; toutefois, s'il est possible qu'on s'habitue jusqu'à un certain point aux causes des écoulements blennorrhoîdes, et auxquels la femme est apparemment plus souvent exposée que l'homme, on peut affirmer qu'il n'est aucun privilége, si ce n'est celui d'une parfaite intégrité des tissus, qui puisse soustraire à la contagion du chancre.

Suivant M. Ricord, il est quelques cas dans lesquels le pus peut rester plus ou moins longtemps dans un follicule ou un repli muqueux du vagin avant de produire des effets ; ceci expliquerait comment un individu devient malade avec une femme qui, un jour ou même immédiatement avant, avait eu des rapports avec un autre sans le contaminer. On a aussi remarqué qu'une femme peut donner des chancres ou une blennorrhagie à un individu, en communiquant à un homme de la matière virulente, déposée dans les parties génitales par un autre individu, comme cela arrive chez les prostituées.

La vaginite simple, blennorrhagique ou non, n'étant ni virulente ni syphilitique, le seul moyen de la distinguer de la vaginite virulente, c'est-à-dire compliquée de chancres, c'est l'inoculation ; car s'il n'y a point de chancre, l'inoculation est incapable de produire une ulcération syphilitique. Du reste, quand nous aurons traité des causes, nous reviendrons sur les *propriétés virulentes ou non virulentes de la vaginite*, et nous exposerons les trois théories émises à ce sujet.

Revenons, pour le moment, au diagnostic anatomique de la vaginite.

Peut-on, avec les seuls caractères de la sécrétion qui s'écoule par la vulve et tache ou non le linge, reconnaître l'origine de cette sécrétion, c'est-à-dire si elle est fournie par une affection du col utérin, une métrite catarrhale ou une vaginite simple, érythémateuse, ulcéreuse ou granuleuse ? En un mot, peut-on, d'après les seuls caractères de l'écoulement, dire s'il s'agit d'une vaginite granuleuse ou bien d'un catarrhe utérin, d'une vaginite simple, en un mot, d'un des autres états décrits sous le nom générique *d'ecoulements, de flueurs blanches, de leucorrhée* ? M. Deville

le prétend ; mais comme c'est en examinant les femmes
avec le spéculum qu'il a constaté et signalé les diverses
nuances de ces écoulements, et qu'en pareil cas l'existence
des altérations anatomiques suffit pour déterminer le diagnostic, il en résulte que les nuances des sécrétions anormales signalées par M. Deville n'ont pas autant de valeur
réelle qu'on pourrait le croire, puisqu'elles ne peuvent
servir seules au diagnostic ; néanmoins, on peut alors les
étudier, car dans quelques cas elles peuvent fournir des
renseignements utiles.

Presque tous les écoulements dus à une inflammation
de l'un quelconque des éléments de la vulve et du vagin
ont un caractère commun qui les rapproche des flueurs
blanches anormales, et les distinguent tout à fait des écoulements dûs à une phlegmasie de l'utérus : les flueurs
blanches anormales sont formées par un liquide blanchâtre, peu épais, entièrement fluide, coulant, tandis que
les *mucosités* provenant de l'utérus sont épaisses, visqueuses et transparentes, en tout semblables à du blanc
d'œuf. Ces caractères se retrouvent dans les écoulements
morbides : les écoulements dus à un état phlegmasique de
l'utérus sont formés par une masse visqeuse, filante, qui
se détache tout d'une masse, mais qui a perdu sa trans-
parence en totalité ou en partie, à cause de la présence du
pus qui la colore en une teinte jaunâtre ou verdâtre. Ce
n'est pas là l'écoulement de la vaginite, qu'elle soit simple, ulcéreuse ou granuleuse : celui-ci est constitué par le
liquide habituel des flueurs blanches, plus du pus en plus
ou moins grande abondance, ce qui lui donne les différentes
nuances variées que nous avons signalées. Ainsi, d'après la
simple inspection du liquide anormalement sécrété, on
peut trés-bien savoir si on a affaire à une vaginite ou bien
à une métrite. Le diagnostic, du reste, ne souffre pas de

difficulté, dès qu'on peut pratiquer le toucher et l'examen au spéculum.

Il en est de même du diagnostic de la *vaginite simple* ou *érythémateuse* et de la vaginite *granuleuse*. La sécrétion anormale est identique dans les deux affections, surtout si l'érythème du vagin est suffisamment prononcé ; mais dans la première de ces deux affections, la rougeur partielle ou générale est diffuse, existe sans tuméfaction appréciable ou forme une saillie légère sur la surface enflammée, et n'apparaît qu'après avoir changé la sécrétion morbide, tandis que dans le cas de vaginite avec *granulations,* la surface du vagin est inégale et on voit des reliefs tout à fait semblables à des grains qui parsèment en quelque sorte la matière blanche de l'écoulement et lui donnent un aspect ponctué. On a prétendu, cependant, trouver encore d'autres différences et que la marche de ces deux variétés serait différente : cela n'est vrai, pour nous, que dans les cas de grossesse. Ainsi, c'est à tort que l'on a dit que la vaginite simple. érythémateuse, ne commencerait jamais par être chronique, que toujours elle serait aiguë au début et accompagnée de douleurs assez intenses, tandis que la vaginite granuleuse serait presque toujours chronique ou indolente dès le principe. Ce sont là des erreurs; la vaginite érythémateuse aussi bien que la granuleuse est assez souvent chronique, indolore, tant l'inflammation qui la caractérise est peu prononcée, et les ouvertures de cadavres ne le prouvent que trop.

La vaginite granuleuse est-elle un des modes de terminaison de la vaginite simple ? M. Deville ne l'a jamais vu, et cela lui paraît peu probable « en raison, dit-il, de ce que la vaginite granuleuse est toujours essentiellement chronique dès son début, tandis que la vaginite simple est presque toujours aiguë quand elle se montre pour la première fois. »

Ce n'est là qu'une opinion. On voit, en effet, la vaginite simple, chronique, donner lieu à des granulations, et il n'est pas douteux que celles qui se montrent pendant la période aiguë de la vaginite ne puissent se prolonger à l'état chronique. Ce qui prouve que ces granulations sont bien un produit de l'inflammation à un certain degré, c'est qu'elles disparaissent à mesure que l'inflammation diminue, et qu'après leur disparition on constate encore dans le vagin de la rougeur et une sécrétion purulente. Nous avons déjà dit qu'on trouvait quelquefois à l'orifice de la vulve, au-delà des nymphes avant les caroncules, des *végétations* extrêmement petites, cylindroïdes, assez comparables, à part leur forme allongée, aux *granulations* du vagin ; ces végétations, qui accompagnent si souvent la vaginite de la grossesse, ont-elles la même origine que les granulations? Pour nous il n'y a point de doute possible, ce sont deux degrés, deux formes d'une même maladie, et elles n'en diffèrent que par des accidents de position, de sécrétion, et de terrain en quelque sorte : ainsi leur sommet est pointu plutôt qu'arrondi, leur longueur considérable relativement à leur épaisseur : longueur qui est due sans doute aux frottements pendant la marche, et si elles ne donnent pas toujours lieu à des sécrétions, c'est qu'elles se sont transformées, desséchées, et il en est ainsi surtout quand elles ne cèdent pas facilement aux cautérisations par le crayon de nitrate d'argent; alors on est contraint d'avoir recours à l'excision. Comment distinguer les *végétations* des *granulations* vaginales? Mais si les *végétations* ne sont que des *granulations hypertrophiées*, si ce sont toujours les mêmes productions à un âge différent, en quoi doit consister et à quoi sert la distinction? A rien, sinon à constater les modifications organiques que les granulations ont subies et à indiquer les cas dans lesquels elles subissent plus spécialement ces transformations. Les *végétations vaginales* dont l'existence est fort rare d'ailleurs ne sont généralement qu'en très-petit nombre, 1, 2, 3, 4, 5, guère plus, elles occupent toujours la partie supérieure du vagin, près du col de la matrice ; elles ont, proportionnellement aux *granulations vaginales,* un volume très-considérable, une base étroite, une surface chagrinée et comparée avec raison à un chou-fleur. Nous savons qu'elles ne peuvent qu'exceptionnellement occuper la partie inférieure du vagin. Les végétations vulvaires, au contraire, sont le plus souvent en très-grand nombre. Elles forment quelquefois de véritables bourrelets qui, recouvrant les grandes et les petites lèvres descendent et s'étendent jusque sur le périnée et tout autour de l'anus.

M. Alfred Fournier a décrit pour la première fois, en 1873, dans ses savantes conférences de Lourcine une espèce de vaginite très-peu connue, non décrite jusqu'alors, mais très-formelle, et qui peut être confondue avec la vaginite vénérienne.

« On observe parfois, dit l'éminent médecin de l'hôpital Saint-Louis, des vaginites purulentes, coulant abondamment, chez des femmes qui n'ont été soumises à aucune contagion, qui n'ont fait aucun excès et qui ne sont pas enceintes. On les observe même quelquefois chez des femmes qui n'ont pas eu de rapports sexuels depuis de longues années. Ainsi j'en ai observé trois cas chez de très-vieilles femmes dont l'âge et la caducité étaient un garant de vertu. Qu'est-ce que ces vaginites surprenantes ? Je crois que ce sont (sinon toutes, quelques-unes du moins) des *affections dartreuses,* des poussées dartreuses, qui au lieu de se produire sur la peau, se manifestent sur les muqueuses.

Comment ai-je été amené à supposer cela, à admettre cela, que je ne soupçonnais pas tout d'abord? C'est qu'en remontant dans les antécédents de ces femmes, je trouvai des signes non équivoques d'une constitution herpétique ou arthritique. C'est que ces vaginites s'accompagnaient parfois, soit simultanément, soit à court délai, de poussées dartreuses sur d'autres points des téguments. L'observation suivante ne peut laisser aucun doute sur la nature de ces exanthèmes muqueux.

Une jeune femme vint me consulter il y a quelques années pour une vagino-uréthrite intense, caractérisée par un écoulement purulent, vert, abondant, par des cuissons vulvaires, des cuissons intérieures. La muqueuse de l'urèthre et celle du vagin étaient rouges, tuméfiées. Je crus à une vaginite blennorrhagique. Cependant cette femme disait n'avoir fait aucun excès, n'avoir eu rapport qu'avec un seul homme. L'homme qu'elle accusait se fit examiner par M. Ricord qui le trouva sain et le déclara sain par certificat authentique. Je traitai cette dame par les moyens usuels, par le traitement qui réussit toujours. Je la traitai longtemps et sans succès. Dépitée, cette dame me quitta pour aller consulter un de mes collègues qui ne fut pas plus heureux, puis consulta, de guerre lasse, M. Ricord ; et bien qu'observant très-scrupuleusement le traitement prescrit, ne guérit pas. Finalement elle revint me consulter. Je la trouvai dans le même état.

Eclairé par ces insuccès répétés, mais ne sachant pas encore, je l'avoue, ce à quoi j'avais affaire, je changeai la médication, et je fis ce que j'ai coutume de faire contre les blennorrhagies rebelles, le retour au traitement antiphlogistique. Je prescrivis des bains, des injections fréquentes et des boissons alcalines (bi-carbonate de soude, 5 grammes pour un litre de tisane). Or je ne fus pas peu surpris de voir, après quelques semaines, ce traitement que j'avais con-seillé comme *préparatoire,* guérir la malade et la guérir absolument. Ces boissons alcalines avaient fait ce que d'autres traitements bien plus énergiques n'avaient pu faire. Remontant alors dans les antécédents de la dame, j'appris d'elle qu'elle avait eu autrefois plusieurs affec-tions cutanées, réputées dartreuses et guéries par les alca-lins; que récemment elle avait eu une dartre aux parties et que cette dartre avait été guérie par le même traitement. Et enfin, comme autre preuve, cette femme n'était pas guérie depuis quelques mois de sa vaginite, qu'elle était reprise d'autres accidents dartreux : notamment d'un eczéma des pieds, d'un eczéma de la langue et d'un pity-riasis des plis génito-cruraux. »

Ici donc le doute n'est vraiment pas permis. Cette vagi-nite n'ayant pas succédé à des excès vénériens, contractée au contact d'un homme sain et en l'absence de toute cause susceptible de la justifier, précédée et suivie de manifes-tations dartreuses, affectant la peau ou d'autres mu-queuses, ne peut être considérée, ce nous semble, que comme un *eczéma vaginal,* comme une poussée dartreuse affectant le vagin. Depuis qu'il a été éclairé par ce fait, M. Alfred Fournier a eu l'occasion de rencontrer d'autres cas semblables, et il croit pouvoir affirmer que la vaginite dartreuse est une entité pathologique assez fréquente, qu'on méconnaît aujourd'hui, parce qu'on n'en soupçonne pas l'existence possible, mais qu'on reconnaîtra et qu'on diagnostiquera dès qu'elle aura pris droit de cité dans le cadre nosologique, dès qu'elle sera acceptée.

Le catarrhe consécutif à la vaginite blennorrhagique, peut-il être distingué du catarrhe simple, peut-il être distingué du catarrhe vaginal spontané, celui qui se manifeste chez certainesfemmes lymphatiques, anémiques, sujettes à ces écoulements qu'elles qualifient du nom banal de *flueurs blanches?*

« J'avoue que pour ma part, dit M. Alfred Fournier, je me suis longtemps obstiné à vouloir trouver entre ces états divers des différences objectives, et que je n'ai rien trouvé de satisfaisant. J'avoue que j'ai étudié les prétendus signes différentiels à l'aide desquels on a dit pouvoir distinguer ces états morbides..., et n'avoir abouti à rien de précis. Si bien que, sur ce point, ma conviction est faite aujourd'hui et je la formule ainsi : chercher à distinguer le catarrhe consécutif à la vaginite blennorrhagigue du catarrhe non vénérien d'origine, qui affecte la muqueuse génitale interne de la femme, c'est poursuivre une visée impossible à atteindre. »

Et M. Alfred Fournier n'est pas seul de cet avis ; la plupart des auteurs qui ont étudié à fond cette question spéciale professent du reste la même opinion. Cullerier dit : « Avec la forme chronique de la vaginite tout devient obscur. » Et M. Alphonse Guérin, le savant chirurgien de l'Hôtel-Dieu, dont tout le monde reconnait la justesse de vues et la compétence en pareilles matières, a écrit : « lorsque l'écoulement blennorrhagique est devenu muqueux le diagnostic est d'une difficulté inouïe. Je ne crains pas de le dire, et même il est du devoir du médecin qui a longtemps étudié les maladies vénériennes de la femme de le déclarer à ses confrères : il est des cas où il est impossible de se prononcer sur la nature de l'écoulement, alors qu'il est passé à l'état chronique. »

Nous ajouterons ceci : le catarrhe issu d'une affection blennorrhagique et le catarrhe simple, c'est tout un.

Ce ne sont pas des choses différentes. C'est la même chose,

c'est la même lésion se traduisant par les mêmes symptômes.

PRONOSTIC. — La vaginite, aiguë ou chronique, n'est pas une affection de nature à compromettre sérieusement l'existence, même quand elle reconnaît, comme dit J. Hunter, une cause *spécifique*, seulement elle l'empoisonne ; mais si l'on a égard à la conformation des organes génitaux de la femme, de la vulve, du vagin en particulier, à la facilité avec laquelle on peut agir directement sur ces organes enflammés, la vaginite reste une affection sans gravité. Mais il ne faut pas s'abuser cependant, et croire qu'elle soit sans importance, par sa durée, sa ténacité, et ne pas oublier qu'elle a été considérée, à tort ou à raison, comme la cause, l'origine, la mère de cystites, de rectites, de métrites aiguës ou chroniques, d'ulcérations du col, de tubite, d'ovarite et même de péritonite par certains auteurs. Si les femmes dissimulent avec tant de soin ces affections, il faut en accuser les causes qu'on leur a principalement assignées, c'est-à-dire un coït suspect, adultère, tandis que le plus souvent elles en reconnaissent d'autres.

Parmi les formes de la vaginite simple, érythémateuse, muqueuse, on a prétendu que l'ulcéreuse était la plus difficile à guérir en raison de sa profondeur et de l'intensité de la lésion inflammatoire ; mais il existe un autre *desideratum*, c'est la preuve de l'existence de ces ulcérations profondes et intenses à la suite de la vaginite.

On a prétendu aussi que la vaginite blennorrhagique empruntait à la virulence, à sa tendance à la propagation, ainsi qu'à la propriété contagieuse de son produit de sécrétion un degré de gravité que n'offrirait point la vaginite simple. Et ici se présente le problème relatif à la *nature* de la vaginite dite blennorrhagique. Cette affection constitue-t-elle une inflammation purement locale, ou bien ne participe-t-elle pas des propriétés virulentes de la syphilis et n'est-elle pas susceptible d'infecter secondairement l'économie ? Suivant M. Lagneau, dont Dupuytren et Lisfranc avaient adopté la doctrine, la vaginite chez la femme, comme la blennorrhagie chez l'homme, serait un accident de nature syphilitique et exposerait à tous les dangers d'une infection générale.

M. Ricord a soutenu des principes opposés et c'est avec raison : il a démontré qu'il n'existe pas deux espèces de blennorrhagie ou vaginite, l'une virulente, et l'autre bénigne, et qui ne différeraient que par la nature de leur cause, la qualité de la sécrétion, et leur conséquences possibles, sans *différence dans l'altération des tissus primitivement affectés*, Pour lui, ce que les auteurs ont appelé vaginite virulente n'est qu'un chancre caché dans le vagin, reconnaissant d'une manière absolue une cause spécifique, ne se montrant souvent que sous la forme d'un écoulement leucorrhéique, mais n'existant qu'en vertu d'une ulcération qui seule peut alors donner lieu à l'empoisonnement général. Il n'y a pas une exception à cette règle qui est déduite de faits rigoureusement observés.

Relativement à la malade elle-même, la vaginite chronique, pas plus que l'aiguë ne fait courir aucun danger, et ses inconvénients, même à l'état de granulations, se bornent à quelques incommodités, et plus spécialement à des cuissons, des démangeaisons, plus particulièrement chez les femmes peu soigneuses, qui font beaucoup d'exercice et sont exposées à de grandes fatigues ; aussi exige-t-elle beaucoup de soins de propreté dans les cas où l'écoulement est abondant surtout.

La vaginite chronique, même ulcéreuse ou granuleuse, est une affection toute locale, sans aucun phénomène général, et quand elle survient pendant la gestation ou la complique, elle ne la trouble aucunement.

Mais il peut résulter pour l'homme qui entretient un commerce intime avec une femme atteinte de vaginite aiguë ou chronique, érythémateuse, ulcéreuse ou granuleuse une inflammation de l'urèthre, du gland ou du prépuce, autrement dit un écoulement blennorrhagique. On a prétendu, pour la vaginite granuleuse, l'érythémateuse et ulcéreuse simple, que le mode de transmission, d'inoculation, si je puis ainsi dire, n'avait pas été démontré; c'est une erreur. Toutes les fois que la vaginite aiguë ou chronique produit du pus, elle peut développer une inflammation de l'urèthre ou du gland et du prépuce chez l'homme.

Nous avons vu également que la vaginite peut se compliquer de vulvite et d'uréthrite et donner lieu à des granulations, à des végétations muqueuses, quelles que soient sa forme et son espèce.

Quand la vaginite aiguë ou chronique se produit par un écoulement abondant, de quelque durée, elle peut occasionner une chloro-anémie plus ou moins grave et des douleurs gastriques plus ou moins intenses.

Etiologie. — Selon les idées que nous nous sommes faites, la vaginite aiguë reconnait deux ordres de causes spéciales, dont résultent en quelque sorte deux variétés à part de la maladie bien distinctes l'une de l'autre, mais seulement au point de vue étiologique.

Une première qui est la vaginite dite *blennorrhagique, vénérienne* provenant de la contagion, Elle n'a qu'une cause *unique*, la contagion directe s'opérant habituellement dans un coït impur par le dépôt de muco-pus de la blennorrhagie uréthrale de l'homme sur un point de la vulve ou du vagin.

Ce conctact détermine dans la membrane muqueuse du vagin, une véritable irritation, une inflammation d'une nature analogue à celle qui l'a produite et susceptible de reproduire une maladie semblable à elle-même.

Cela n'est pas contesté. Et en effet des exemples quotidiens démontrent que la vaginite est souvent la résultante de la blennorrhagie de l'homme. Un homme prend une chaude-pisse : ayant cette chaude-pisse il a rapport avec une femme saine ; quelques jours plus tard, cette femme devient malade, présente un écoulement de même nature. Cela est vulgaire. Il est inutile de citer des exemples à l'appui.

La deuxième espèce est la vaginite produite en dehors de toute contagion ou *non vénérienne*. Selon la plupart des auteurs, ses causes sont toutes les irritations violentes ou de longue durée qui portent leur action sur le vagin ; et vu qu'il n'est pas rare qu'elles agissent avec un suffisant degré d'intensité sur les parois de cet organe, il en résulte que la vaginite non vénérienne est une affection fréquente.

Nous admettons même que cette variété est plus fréquente que la précédente et se développe sous l'influence d'un certain nombre de causes fort différentes les unes des autres, dont la principale est l'excès vénérien ; de même qu'elle peut naître spontanément sous l'influence de certaines dispositions natives et en particulier du vice scrofuleux, dartreux, qui pour beaucoup d'auteurs constitueraient la prédisposition la plus active aux phlegmasies des membranes muqueuses,

Les causes efficientes les plus communes sont :

1° L'excitation vénérienne, ou ce qui revient au même les violences, les traumatismes vénériens.

« L'excitation vénérienne, dit M. Alfred Fournier, est pour la femme, comme pour l'homme, cause de blennorrhagie. Elle suffit en dehors de toute contagion. Cela est démontré par des faits nombreux, tels que le suivant : Une femme a des rapports multiples, prolongés, excessifs comme nombre et comme durée, avec un ou plusieurs individus. De là peut résulter une vaginite. J'en ai eu la preuve et une preuve irrécusable. Une de mes clientes (coutumière du fait, je l'avoue) a un amant habituel qu'elle dit très-ardent. Par contrebande, elle s'est offert un supplément de rencontre avec un jeune homme qui, paraît-il, s'est merveilleusement conduit, si merveilleusement conduit que grâce à cette collaboration efficace la malheureuse était « rendue » suivant sa propre expression, le lendemain de ses exploits. « Bien sûr, se dit-elle, je vais être malade ». Cela ne lui manqua pas. Le troisième jour elle se sentit quelques douleurs dans le ventre. Le cinquième elle vint me trouver avec une métro-vaginite assez intense. Or, je voulus en avoir le cœur net, et elle aussi du reste, ce qui fait qu'elle m'aida à découvrir ceci : à savoir que les deux rivaux qui s'étaient partagé ses faveurs étaient absolument sains l'un et l'autre, ce dont elle avait trouvé bon de s'assurer d'une façon positive »

L'excitation vénérienne excessive peut donc, chez la femme, comme chez l'homme, être cause efficiente de vaginite.

Chez la femme, comme chez l'homme, il va sans dire que pour produire une chaude-pisse, cette surexcitation vénérienne peut être aidée efficacement par d'autres facteurs, tels que l'excitation alcoolique, la fatigue, la danse, tels aussi surtout que les excitations antérieures. les antécédents de phlegmasie de même nature, le catarrhe habituel des organes, etc.

2° L'extension d'une inflammation primitive de l'organe de la gestation au vagin, extension qui peut avoir lieu spontanément ou sous l'influence des médications dirigées contre l'inflammation de l'utérus, et les inflammations de la surface du col qui sont souvent continues sans interruption avec celles du vagin.

3° La vaginite a encore été considérée comme le résultat d'une irritation produite par le contact continu des sécrétions morbides, mucosités ou muco-pus fournis par l'utérus enflammé ou atteint de lésion organique, de cancer, etc.

4° Au nombre des causes directes figurent encore :

a. — Les *premières approches conjugales*, et à cette période de la vie, un *coït trop fréquent*, surtout en raison de la *disproportion* entre le volume du pénis et le degré *de dilatation* ou de *longueur* du vagin. Ces causes se font surtout sentir au moment de la déchirure de l'hymen et dans les premiers temps qui la suivent, s'exercent même au delà quand le vagin est absolument trop court. Et ces causes sont aussi des causes évidentes de vaginite chronique.

b. — *Le viol*, en raison des conditions où le coït s'exerce, surtout chez les enfants et les petites filles où la disproportion est absolue et la passion brutale.

c. — La *masturbation*, surtout avec des corps durs et volumineux, qui déchirent quelquefois le vagin très-profondément.

d. — Les *injections* trop chaudes ou trop irritantes ou trop caustiques.

e. — Les *opérations chirurgicales* pratiquées sur le vagin, les *manœuvres obstétricales*, les suites de l'accouchement et de l'avortement.

f. — L'*introduction* trop souvent répétée ou le séjour de corps étrangers solides, tels que des *sondes*, des *canules*, des *speculums*, mais surtout et au premier rang des *pessaires* qui peuvent amener toutes les formes de la vaginite, et jusqu'à la perforation du vagin et à des fistules recto ou vésico-vaginales.

5ᵉ Le coït pendant la *menstruation*, en raison de l'état d'orgasme, d'excitation dans lequel se trouve l'appareil génital au moment de cette fonction, ainsi que l'*éruption difficile (dysménorrhée)* ou la *suppression accidentelle des règles*. Toutes ces causes auraient la même action et entretiendraient dans le vagin un état de congestion, d'éréthisme qui se convertirait facilement en inflammation et la vaginite pure et simple qui en résulterait, serait comparable, sous tous les rapports, aux autres inflammations des membranes muqueuses. Cependant M. Deville n'a pas observé cette influence sur les manifestations de la vaginite chronique.

6° On a encore rangé parmi les causes de la vaginite l'*abus des chaufferettes*, qui tout en congestionnant les organes génitaux, les rendraient plus sensibles aux variations de température et aux transitions brusques du chaud au froid. L'abus *des bains de pieds*, de l'*équitation*, un *séjour trop prolongé au lit*, la *station assise*, la *constipation habituelle, etc.*, agiraient encore dans le même sens.

7° Au nombre des causes nous ne devons pas oublier les antécédents de phlegmasie de même nature. « De même que les hommes, dit M. Alfred Fournier, qui ont plusieurs fois gagné des chaudes-pisses sont plus disposés que d'autres par cela même à en contracter de nouvelles, de même les femmes qui ont contracté plusieurs fois des vaginites qui n ont guéri qu'incomplètement, conservent et une muqueuse relativement excitée et une prédisposition aux excitations nouvelles. Plus que d'autres, elles contractent facilement une inflammation vaginale, à propos de causes qui, dans des conditions opposées, resteront sans influence. En voici un exemple. Une de mes malades habituelles, femme plus qu'ardente, qui, 5 ou 6 fois déjà a eu des vaginites toujours nées sous l'influence d'excès érotiques assaisonnés de libations copieuses, bien que guérie (en apparence du moins) de ses vaginites antérieures, conserve une excitabilité telle des organes génitaux qu'au moindre écart elle se remet à suppurer. « Dès que je sors de mon ordinaire, » dit-elle, « (c'est son amant habituel qu'elle qualifie de la sorte) je suis punie de ma petite fête. Aussi se promet-elle chaque fois d'être absolument vertueuse par raison. Malheureusement elle oublie souvent sa belle résolution, et chaque fois elle en est punie. »

Les vaginites aiguës dont le traitement n'a pas été exécuté, ou qui ont été mal traitées, ou quand les malades se sont livrées à des excès ou ont suivi un régime trop excitant, passent progressivement à l'état chronique et sont caractérisées alors par des leucorrhées interminables rebelles à toute espèce de traitement, même le plus rationnel et le mieux dirigé ; et cette filiation devient surtout manifeste dans ces cas où l'état aigu succède à l'état chronique. Les femmes lymphatiques, vivant dans de mauvaises conditions, surtout dans l'humidité, et qui, sous l'influence de la moindre cause, sont sujettes à des inflammations des membranes muqueuses, sont plus spécialement sujettes aux vaginites chroniques primitives dont le caractère essentiel consiste alors en un flux purement muqueux. Il en est ainsi surtout chez les femmes qui, libertines par tempérament ou par nécessité, ou par habitude, sont affectées de vaginites qu'elles ne peuvent laisser guérir ou

qu'elles entretiennent par des excitations sans cesse renou-
velées ou d'excès constants de tout genre.

Les causes susceptibles d'entretenir les vaginites à
l'état chronique sont les mêmes que celles des autres
phlegmasies chroniques : ainsi l'habitation d'un lieu étroit,
humide, soustrait aux rayons solaires, le refroidissement
continuel des pieds ou de tout le corps; aussi voit-on la
sécrétion anormale symptomatique d'une vaginite chronique s'exagérer chez les femmes placées dans les conditions que nous venons d'indiquer, et décroître, au contraire, disparaître même, au moins pour un instant,
lorsqu'elles se trouvent dans des conditions meilleures
d'habitation et d'insolation.

Existe-t-il quelque cause évidente de vaginite chronique? les auteurs n'en signalent aucune, même pour la
vaginite granuleuse ; mais comme la vaginite chronique,
quand elle n'est pas primitive, succède souvent à l'aiguë,
il en résulte alors que ces causes sont identiques. Il est
une forme de vaginite qu'on a vue souvent coïncider avec
la grossesse, c'est la vaginite granuleuse. Becqu erelet
Deville avaient déjà fait cette remarque ainsi que Cullerier, mais il eût été vraiment curieux que M. Deville n'eût
pas fait cette observation après avoir prié son collègue,
interne à la Maternité, de lui adresser à Lourcine toutes
les femmes enceintes qui présentaient quelaues symptômes de maladies vénériennes, et qui lui a envoyé, en
effet, un bon nombre de ces malheureuses qui ne se
croyaient pas malades. M. Deville croyait la vaginite
granuleuse intimement liée à la grossesse, quand M. Potin,
son collègue à Lourcine, et son collaborateur, confirmant
en ce point, mais sans la connaître, l'observation de Cullerier, constata d'une part l'existence de cette affection en
pebors de la gestation, et d'autre part la possibilité de la

guérison pendant la grossesse, sans aucune crainte d'accidents.

M. Deville a certainement exagéré l'influence de la gestation sur la manifestation des granulations dans le vagin, car si sur les 14 malades qu'il a observées, 9 étaient enceintes au moment où il a pu en faire l'examen, 5 autres ont avoué que leur vaginite n'avait aucun rapport avec leur grossesse, et ce qui prouve d'ailleurs que la vaginite existait avant la fécondation, ce sont les flueurs blanches dont les malades étaient tourmentées depuis longtemps. Il serait plus sage de modifier la conclusion de M. Deville, qui nous paraît trop absolue, et dire que la grossesse dispose à la production des granulations les femmes dont le vagin est déjà atteint d'inflammation, en ce sens que l'excès de nutrition qui se passe dans l'utérus pour le développement du produit de la conception peut s'exercer sur le vagin, y exagérer l'inflammation dont il est atteint, ou la modifier considérablement ; ensuite que le fœtus, déjà arrivé à un certain volume, peut exercer une certaine gêne mécanique dans la circulation du bassin et du vagin, y produire, dans les cas où le vagin n'est pas frappé d'inflammation, un instant de congestion qui, sous l'influence de la moindre excitation, d'excès de coït, etc., peut acquérir un degré plus élevé, devenir une phlegmasie franche, suppurative, granuleuse, bourgeonneuse ; et ce qui démontrerait en partie la valeur de ces explications, c'est, après la délivrance, la disparition de la rougeur après la disparition des granulations ainsi que nous l'avons déjà dit.

La vaginite est de tous *les âges*, aucun *tempérament*, aucune *constitution* n'en exempte ; cependant si l'on en croit M. Deville, la vaginite granuleuse serait fréquente,

Montagrrd.   4

surtout de 18 à 35 ans, époque de la vie qui est celle de la gestation.

La vaginite chronique, même dans sa forme granuleuse, n'a aucun rapport avec la *syphilis*. Aucune des malades aflectées de vaginite granuleuse et observées par MM. Deville et Potin n'avait d'antécédents syphilitiques et n'a présenté de phénomènes syphilitiques concomitants, bien que quelques-unes d'entre elles aient été soumises à leur observation longtemps encore après la guérison. D'ailleurs il n'y a pas la moindre analogie à établir entre cette maladie, comme entre toutes les autres maladies vénériennes non syphilitiques, et la *syphilis*, tant sous le rapport de la marche, que des symptômes, du pronostic, du traitement, etc. La confusion étrange établie encore de nos jours par quelques personnes entre deux ordres de maladies aussi distinctes, nous a contraint à faire cette légère digression.

L'état des règles ne contribue en rien au développement de la vaginite chronique, à moins qu'il n'existe quelque déviation symptomatique de quelque métrite chronique. Alors l'inflammation chronique de l'utérus peut s'étendre lentement au vagin, ou les deux inflammations s'être manifestées sous l'influence de la même cause.

Dans quelques cas, la vaginite chronique, et plus particulièrement la forme granuleuse, a été évidemment consécutive à une vaginite née à la *suite de rapports sexuels exagérés*. C'est la seule cause efficiente que quelques auteurs aient signalée pour la vaginite chronique.

Propriétés virulentes ou non virulentes de la vaginite. — Nous avons dit, à propos du diagnostic, que nous reviendrions sur les propriétés virulentes ou non virulentes de la vaginite aiguë ou chronique et que nous exposerions les trois théories émises à ce sujet. Connaissant actuellement l'exposé pur et simple des faits, nous serons plus à même de les juger en toute connaissance de cause.

La première théorie, et la plus généralement adoptée, est la suivante :

L'inflammation du vagin se produit par des causes très-différentes les unes des autres et pouvant être rangées sous deux classes.

Dans une *première classe*, la vaginite naît à la suite du coït, dit alors impur, et on l'appelle, dans ce cas, blennorrhagique, vénérienne, car ce serait la qualité irritante du pus de l'uréthrite de l'homme qui l'aurait occasionnée chez la femme qui, à son tour, la transmettrait inévitablement de la même façon : *la femme donnant ce qu'elle a reçu.*

Dans une *deuxième classe,* les excès de coït, les injections astringentes ou caustiques, les pessaires, etc., développent une vaginite immédiatement transmissible, contagieuse : la femme donnera *ce qu'elle n'a pas reçu* et ce qui est le fait d'un développement pour ainsi dire spontané et de causes les plus différentes.

Dans cette théorie, la plus généralement adoptée, toute vaginite est contagieuse, quelle que soit sa cause.

On a objecté que les inflammations mécaniques du vagin n'étaient pas contagieuses, et seulement accidentellement. On a dit notamment que les vaginites des premiers jours ou de la première nuit du mariage n'étaient pas contagieuses ; *c'est là une erreur.* Elles ont été souvent une cause de séparation des conjoints et nous pourrions en citer des exemples malheureux. On a dit aussi que les inflammations du vagin par excès de coït n'étaient pas toujours transmissibles, c'est vrai ; mais elles le sont assez souvent pour qu'on les considère comme telles, et les vaginites dites *vénériennes, blennorrhagiques*, n'occasionnent pas non plus toujours des chaudes-pisses.

La deuxième théorie est au fond la même que la première : on ne peut distinguer une blennorrhagie vénérienne, ou née d'un coït impur, d'une blennorrhagie non vénérienne, c'est-à-dire spontanée ou mécanique. Toute vaginite, *quelle que soit sa cause*, est transmissible à l'homme et capable de développer une uréthrite. Le pus n'est pas chargé d'un virus, mais exerce une action irritante sur la muqueuse de l'urèthre, et c'est cette action qui en provoque l'inflammation.

C'est en résumé la même théorie que la précédente, moins le virus vénérien qui n'intervient pas.

On y fait la même objection, nous y ferons la même réponse.

On a prétendu enfin qu'il y avait deux espèces de vaginite : une virulente, une non-virulente.

Dans cette théorie, la vaginite aiguë, résultat d'un coït impur avec un individu blennorrhagique est contagieuse, virulente et susceptible de transmettre une maladie semblable ; celle-là seule est transmissible et la femme ne *donne* et *ne peut donner que ce qu'elle a reçu.*

Les vaginites *spontanées* ou de *cause moins évidente* par : premières approches conjugales, excès de coït, propagation dephlegmasie du col, corps étrangers, pessaires, canules, etc., ne seraient pas transmissibles dans l'immense majorité des cas : la virulence s'y développerait seulement d'une manière accidentelle, exceptionnelle, par cause inconnue, ou par suite de malpropreté, défaut de soins hygiéniques, mauvaise constitution ou mauvais état général de santé de la malade, continuation du coït malgré la vaginite ou excès de cet acte.

Cette vaginite spontanée, de cause non évidente, non virulente pour *un individu*, l'est pour *un autre*. C'est dans ces cas qu'on a dit : l'*accoutumance* fait disparaître la *contagiosité* ; ne vaut-il pas mieux dire que la sécrétion a entièrement changé ?

A quelque théorie qu'on s'arrête, les faits suivants sont démontrés :

1° L'homme atteint d'*uréthrite blennorrhagique* peut transmettre à la femme une vaginite sans qu'il soit nécessaire d'admettre l'existence d'un *virus* et une *vaginite contagieuse ;* le pus agit alors en sa qualité de pus et c'est à tort que l'on a considéré cette vaginite née à la suite d'un coït suspect plus susceptible de transmission qu'une autre ;

2° La vaginite dite non vénérienne, ou *spontanée* ou née de causes diverses, mais sans coït suspect, est aussi contagieuse *que la première* et si elle le paraît moins immédiatement, c'est qu'elle est le plus souvent essentiellement chronique, passive ;

3° Ceux qui n'ont admis que par exception la contagiosité de la vaginite spontanée ou de causes diverses, reconnaissent qu'elle peut devenir contagieuse et conserver ce caractère. Or, en vertu de quoi une vaginite non contagieuse peut-elle devenir contagieuse, si ce n'est en vertu des conditions de constitution et de formation du pus, du pus vrai, qui devient capable de produire une inflammation.

Il faut expliquer la contagiosité et la non contagiosité de la vaginite par l'acuité ou la non acuité de ses symptômes, et celle des vaginites chroniques par des exacerbations qui équivalent à l'état aigu, car ce sont ces états qui font essentiellement le pus, le pus capable de produire une inflammation.

On a dit aussi que dans la communication d'une blennorrhagie de l'homme à la femme, ou de la femme à l'homme, il faut tenir compte des immunités et des prédispositions. Une vaginite chronique, inoffensive pour un individu, pourra être contagieuse pour un autre, la réceptivité n'étant pas la même chez tous. On peut admettre que les tissus en contact avec certains corps, du pus par exemple, soient plus facilement modifiables chez les uns que chez les autres; mais alors il ne faut pas admettre l'existence d'un virus, mais bien une différence dans la constitution, la composition de la matière animale des malades. Les prétendues imminutés résultant pour un individu de sa fréquentation habituelle et non interrompue avec une femme atteinte d'une vaginite aiguë, ou non aiguë actuelle, n'existent absolument pas, sans pourtant qu'on soit nécessairement conduit à admettre l'existence d'un virus dans la vaginite. L'immunité vient de la diminution de l'inflammation, de la non sécrétion du pus à la suite de l'interruption des rapports, en un mot de l'absence du pus, mais non d'une habitude, d'une tolérance.

Une dernière question : l'uréthrite chez les femmes est-elle toujours communiquée ? Non. L'inflammation de l'urèthre, de la vessie, du rectum, du vagin et des organes génitaux internes, est tellement commune, et la coïncidence des inflammations de chacun de ces organes est si fréquente, qu'il faudrait considérer toutes les femmes affectées d'uréthrite comme atteintes de blennorrhagie qu'elles n'auraient point communiquées à leurs maris.

« J'ai vu plus d'une fois chez la femme, dit M. Alfred Fournier, des uréthrites qui ne dérivaient pas de la contagion, qui dérivaient, comme la vaginite, de simples excès vénériens. Est-ce là le cas usuel, le cas commun ? Non. Dans la plupart des cas, j'en conviens, l'uréthrite dérive d'une contagion. Mais il est des cas ausssi, et en bon nombre, où l'uréthrite s'est produite et se produit en dehors de toute contagion. Rationnellement cela n'est pas contestable. Quoi ! Il est avéré que la vaginite peut se produire sous la seule influence d'excès, et vous ne voudriez pas que l'urèthre, dépendance anatomique du vagin, pût être affecté comme le vagin et ne pût l'être, à sa suite, comme conséquence de la vaginite ?

Quoi ! L'uréthrite chez l'homme résulte bien plus souvent de l'excès vénérien que de la contagion, et vous voudriez que chez la femme l'urèthre ne pût être affecté que par la contagion ! Pourquoi ces différences ? Mais quittons l'induction rationnelle et ne voyons que les faits cliniques, les faits fournis par la confrontation. Il est certain, absolument certain, qu'on a vu l'uréthrite se produire en dehors de toute contagion.

Du reste il n'y a rien de spécifique dans l'inflammation du vagin, qu'elle soit aiguë ou chronique, transmissible ou non transmissible par le pus qu'elle fournit : s'il existe quelque différence dans ses origines, rien ne prouve qu'elles aient quelque chose de spécifique, si ce n'est peut-être l'inflammation née sous l'influence d'une ulcération dite syphilitique. »

Nous allons demander au traitement la dernière raison de notre opinion en vertu de ce vieil aphorisme : *naturam morborum ostendunt curationes.*

Quant aux granulations, elles n'ont rien de plus partilier au vagin qu'à la conjonctive ; l'analogie de ces deux manifestations morbides dans deux organes différents, mais similaires, prouvent l'origine inflammatoire des unes et des autres.

TRAITEMENT.

La *vaginite aiguë* est justiciable du traitement des inflammations en général, et d'après les mêmes principes : c'est le traitement par les antiplogistiques.

S'il y a douleur, chaleur, réaction fébrile vive, on aura recours à une émission sanguine, générale ou locale de préférence, rarement nécessaire cependant excepté si la vaginite s'accompagne de cystite, de métrite, de phlegmon péri-utérin, d'ovarite.

On appliquera des *sangsues* à l'une ou plusieurs des parties suivantes : l'hypogastre, le pli inguinal, la partie interne et supérieure des cuisses, la vulve, si toutefois il n'y a point de chancre, afin d'éviter l'inoculation par les piqûres.

On prescrira le *repos au lit* dans le décubitus dorsal et le siége un peu élevé, pour lutter contre l'action de la pesanteur et que la malade puisse mieux garder les injections.

Les malades seront soumises à un *régime sévère*. Elles boiront des tisanes tempérantes, des décoctions mucilagineuses édulcorées avec les sirops d'orgeat, de groseille, de citron, prises froides, qui ont pour action de diminuer la chaleur et les matériaux relatifs des urines devenues alors moins douloureuses au passage sur l'urèthre enflammé.

On donnera des *bains tièdes prolongés*, dont le contact est facile avec les parties enflammées, et en même temps on conseillera des injections avec l'eau du bain.

Des *injections* d'eau de guimauve et de graine de lin seront prises 3 fois par jour, et on fera des lotions de la vulve avec le même liquide. S'il y a de la douleur, ces décoctions seront rendues narcotiques par des têtes de pavot, des tiges et des feuilles de morelle ou de jusquiame. S'il y a de la *vulvite,* on appliquera des cataplasmes sur la vulve et l'hypogastre, on fera des lotions astringentes, détersives avec la liqueur de Labarraque, une solution d'alun, de boarx ou de nitrate d'argent très-faible (1 gr. pour eau distillée 250) et surtout on isolera les surfaces malades à l'aide d'ouate interposée aux lèvres et d'une poudre isolante, oxyde zinc, etc. On donnera des lavements émollients qui sont antiphlogistiques et légèrement laxatifs, pour combattre la constipation.

Le chloral, les opiacés, le camphre, les antispasmodiques, seront utiles contre les douleurs et les phénomènes nerveux.

Pour prolongèr l'action des émollients, on introduira dans le vagin des tampons de charpie ou d'éponges fines imbibés de leurs décoctions, à l'aide du spéculum plein ou des doigts (s'il y a douleur par le spéculum), et 2 fois par jour. On fera d'abord des injections émollientes, puis viendra l'introduction de cylindres de charpie ou d'éponge imbibée, puis une fois en place, on pratiquera une nouvelle injection.

On pourra se servir des sachets émollients ou des cataplasmes vaginaux mis en usage par le professeur Cruveilhier, mais il faut savoir qu'ils offrent une assez grande difficulté d'introduction même avec le spéculum plein, et que cette introduction est possible seulement dans la vaginite peu intense ou aussitôt la résolution de la forme aiguë commencée ; qu'en outre ils doivent toujours être appliqués par le médecin, dont la présence n'est pas toujours possible. Les tampons et les éponges sont préférables, et d'ailleurs répugnent beaucoup moins aux malades que les sachets et les cataplasmes.

Les *frictions vaginales* avec l'*onguent mercuriel*, conseillées par Hunter, sont inutiles, sinon contraires à la guérison, excepté dans les cas d'induration persistante du vagin.

Un *traitement général* est-il nécessaire ?

Oui, pour les rares médecins qui, comme M. Lagneau et son école, regardent la vaginite comme syphilitique, et qui, en même temps qu'ils emploient les moyens locaux, prescrivent une *médication spécifique*, c'est-à-dire les mercuriaux à l'intérieur.

Mais, quant à nous, nous n'hésitons pas à les proscrire absolument, excepté dans les cas où la vaginite est accompagnée de chancre induré, de plaques muqueuses, ou de tout autre accident syphilitique.

S'il existe un *état nerveux* et une disposition à des *accès d'hystérie*, on prescrira les calmants et les antispasmodiques, le bromure de potassium, l'éther, le castoreum, etc.

Mais on adjoindra très-rapidement la médication suivante, qui est le meilleur antiphlogistique, alors que l'excitation initiale est calmée, médication qui est celle de la période d'état et celle encore des périodes ultérieures.

De toutes les médications préconisées contre la vaginite (et Dieu sait si elles sont nombreuses !), il n'en est qu'une seule bonne, également bonne, toujours bonne. C'est l'*isolement des surfaces*, comme dans la vulvite, comme dans la balano-posthite, isolement qui s'appelle ici le *tamponnement*. Comment il se pratique, nous allons le dire dans un instant. « Le tamponnement seul réussirait, je crois (et j'en ai eu la preuve), dit M. Alfred Fournier, à guérir la vaginite. » Mais il est heureusement aidé par l'emploi de la cautérisation ou du badigeonnage du vagin avec une solution plus ou moins forte de nitrate d'argent. C'est donc une *méthode mixte* que l'on emploie usuellement contre la vaginite et cette méthode se compose : 1° d'attouchement du vagin avec un topique modificateur ; 2° du tamponnement.

Dès qu'on peut introduire le spéculum (et ici c'est l'introduction du spéculum qui constitue la partie de l'opération la plus difficile et la seule douloureuse) on en profite pour faire le pansement que voici :

On badigeonne tout le vagin avec une solution de nitrate d'argent. Cela se fait facilement et d'une façon expéditive avec plusieurs pinceaux de charpie imbibés du liquide. Ce liquide, c'est une solution de nitrate d'argent plus ou moins concentrée, d'autant plus concentrée que la vaginite est plus intense. On emploie au début une solution à parties égales de nitrate d'argent et d'eau distillée, au dixième, au trentième dans les périodes ultérieures. Le badigeonnage fait, on remplit tout aussitôt le vagin de poudre de *tan,* poudre isolante et astringente à la fois.

On la verse à la cuillère dans le spéculum, et on la refoule avec un pinceau jusqu'au fond du vagin. Il n'est pas à craindre d'en mettre trop ; il faut *bourrer le vagin.* Après quoi on introduit un gros tampon d'ouate, cylindroïde, de la longueur du doigt, au moins, et de la grosseur de 2 ou 3 doigts, une sorte de boudin. Puis, maintenant le tout en place, à l'aide de l'extrémité libre d'un pinceau, on retire peu à peu le spéculum, et on laisse ainsi le vagin *bourré.*

Ce pansement reste à demeure, et la femme peut marcher sans qu'il sorte. Quelquefois, cependant, le tampon d'ouate est rejeté, mais la poudre reste et fait tampon.

Le lendemain matin, la femme retire le pansement, fait sortir la poudre (convertie en un magma semblable à du mastic un peu sec), à l'aide d'injections répétées, puis on renouvelle le même pansement, et ainsi de suite.

Seulement il n'est pas besoin de recourir tous les jours à la cautérisation. Une cautérisation tous les deux jours dans les cas aigus, intenses ; deux cautérisations par semaine dans les cas subaigus, chroniques, suffisent amplement. Mais le tamponnement au tan et à l'ouate doit être répété tous les jours d'abord, pendant la première semaine ; tous les deux jours au-delà de ce temps ; les jours intermédiaires on se borne à prescrire des injections détersives ou légèrement astringentes.

Ce traitement, aidé de quelques bains dont on peut profiter pour prescrire des injections pendant la durée du bain, de façon à bien déterger les surfaces, « exerce véritablement, dit M. Alfred Fournier, une action merveilleuse sur le vagin. Il calme très-rapidement les phénomènes phlegmasiques. modifie très-rapidement les surfaces. Telle femme qui présentait un vagin rouge pourpre, un écoulement surabondant, après 6 à 8 jours de ce traitement, offre des tissus presque normaux. La rougeur a cédé, la coloration de la muqueuse est revenue presque à son état physiologique. Un changement radical s'est opéré. Ce changement, cette modification, quelle part en revient aux *cautérisations*, quelle part à l'*isolement*, nous ne saurions assurément faire la part exacte de ce qui revient à ces deux éléments de cette méthode mixte. « Mais j'affirme, dit M. Alfred Fournier, que le mérite en revient surtout à l'*isolement*, à l'isolement complet et permanent des surfaces sécrétantes. » L'isolement produit ici ce qu'il produit ailleurs, ce qu'il produit dans toutes les phlegmasies des muqueuses adossées, ce qu'il produit notamment dans la balano-posthite : une modification très-rapide des muqueuses, un retour très-rapide à l'état normal. « Pour ma part, dit M. Alfred Fournier, je dois dire que cette méthode m'a toujours rendu les plus grands services. Je l'ai trouvée tellement supérieure aux autres méthodes que je n'en emploie plus d'autres. Nous traitons ici (l'hôpital de Lourcine), toutes nos malades de la sorte, et avec succès. »

Cette méthode est mille fois préférable aux autres modes

de traitement qu'on a mis en usage contre la vaginite : aux injections, par exemple, dont quelques médecins croient pouvoir se contenter. Les injections, quelque astringentes qu'on les constitue (alun, sulfate de zinc, acétate de plomb, tannin, perchlorure de fer, ratanhia, teinture d'iode, etc.), toutes sont un mode de traitement peu actif.

On n'en finit pas avec les injections, tandis qu'avec la méthode que nous venons de décrire et que nous conseillons, on guérit en moyenne une vaginite en 15 jours à trois semaines. Nous ne voulons pas dire assurément que *toujours* on guérit dans ce court laps de temps : il est des cas rebelles ; il est des cas à rechutes, qui demandent plus de temps ; mais avec de la patience, avec de l'assiduité (car ce traitement exige des pansements répétés et soigneusement faits), *on arrive toujours* par cette méthode, plus ou moins vite, à un résultat complet et satisfaisant.

Ce même traitement s'applique à la métrite du col de l'utérus consécutive ou concomitante et s'y applique avec le même succès. Plus facilement encore que la vaginite, guérit la blenhorrhagie du col, traitée par la ·méthode mixte des cautérisations et du tamponnement.

Si la vaginite s'accompagne d'uréthrite, on aura recours tout d'abord, comme chez l'homme, au traitement antiphlogistique, bains, boissons délayantes, etc.

Il n'est pas rare que sous cette influence seule, l'uréthrite disparaisse. Puis, en second lieu, on administrera les balsamiques.

On a dit que le cubèbe et le copahu n'exerçaient aucune action sur l'uréthrite de la femme. Oui sans doute quand ils sont administrés trop tôt.

Mais prescrits à temps, à point, ils exercent sur l'écoulement une action réelle, non pas égale à celle qu'on les voit produire sur l'homme, mais suffisant cependant pour venir à bout de la maladie.

Dans les cas d'insuccès réeel après essai méthodique des médications précédentes, nous conseillons de cautériser le canal de l'urèthre.

Pour cela on introduit un crayon de nitrate d'argent dans l'urètre et on le promène quelques secondes sur toute la paroi uréthrale.

Vingt-quatre ou quarante-huit heures après cette cautérisation, la femme rend ce qu'elle appelle « des peaux, » c'est-à-dire des lambeaux blancs d'épithelium cautérisé, et la muqueuse en partie dépouillée apparaît rouge saignante.

« Une seule cautérisation, réussit quelquefois. D'autres fois il faut y revenir deux, trois fois et plus. « C'est là une médication qu'il ne faut employer que si l'on y est absolument forcé et si tout a échoué préalablement. »

« Pour ma part, dit M. Alfred Fournier, j'ai rarement eu l'occasion d'y avoir recours, car dans la plupart des cas la médication rationnelle m'a réussi complètement. »

On dit que cette même méthode a réussi quelquefois comme abortive, tout à fait au début de la maladie, mais alors seulement que l'uréthrite existait seule sans vaginite. (Cullerier.)

La ténacité de certaines vaginites explique la variété et la multiplicité des traitements et remèdes tour à tour préconisés et rejetés.

Les toniques, c'est-à-dire les bains froids, les bains de mer, le quinquina, le fer employé méthodiquement, c'est-à-dire modifiés et prescrits selon les résultats obtenus et plus ou moins, ainsi que le régime, ont produit d'excellents résultats dans les cas de ce genre.

Il en est de même des alcalins, des sels d'arsenic, de bain de vapeur, des bains sulfureux de Barèges et des mêmes eaux prises en injections, surtout s'il existe en même temps quelques affection de la peau justiciables de ce traitement.

Quelques affections compliquant assez souvent la vaginite réclament un traitement spécial : ainsi les sécrétions anormales dépendant d'une inflammation de l'utérus, les ulcérations, les granulations, etc., les troubles de la menstruation, la syphilis.

S'agit-il d'un catarrhe utérin, on a conseillé de faire dans la cavité de l'utérus des injections astringentes, ou d'y introduire des petits pinceaux ou bourdonnets de charpie chargés d'une solution de ce genre, ou de teinture d'iode (4 gr. pour eau distillée 20 gr. et iodure de potassium 1 gr.) si les malades sont lymphatiques ou affectées de scrofules.

Les vaginites rebelles tiennent quelquefois à des végétation du col de l'utérus et des parties voisines, ou à des ulcérations superficielles ou profondes, granulées, comparées à celles de la surface des vésicatoires. Si ces ulcérations reposent sur une muqueuse encore enflammée, on leur opposera les émollients, et, l'inflammation disparue, il suffit de les toucher avec un pinceau légèrement imbibé de nitrate acide liquide de mercure. On devra faire alors une cautérisation superficielle de façon à blanchir seulement les surfaces, à moins de granulations considérables et saillantes, pour lesquelles on aura recours aux cautérisations profondes et répétées.

PROCÉDÉ. — Appliquer le spéculum, enlever les mucosités avec de l'ouate ou de la charpie pour ne pas restreindre l'action du caustique, quelquefois même les coaguler d'abord avec le caustique, ce qui permet d'avoir des fragments concrets de ces sécrétions plus faciles à enlever.

Il sera bon de faire, après la cautérisation, une injection émolliente, ou une injection styptique et d'appliquer un tampon imbibé de solution d'acétate de plomb qu'on renouvelera deux fois par jour.

La vaginite est quelquefois accompagnée d'*ulcérations diverses profondes,* d'origine quelquefois difficile à préciser, non spécifiques ou symptomatiques de syphilis confirmée, aussi résiste-t-elle alors aux applications émollientes et sédatives, aux cautérisations avec le nitrate d'argent, etc. ; quelques pansements avec le calomel ou le proto-iodure de mercure incorporés à du glycérolé d'amidon produisent, dans ces cas, le meilleur effet.

Les ulcérations du col de l'utérus se prolongent quelquefois jusque dans sa cavité, et il survient alors des sécrétions anormales abondantes, rebelles ; il faudra, dans ces cas, faire des injection intra-cervicales, avec une seringue à double courant, d'une solution de nitrate acide liquide de mercure (1 gr. pour 12 gr. d'eau distillée), mais en prenant des précautions infinies contre les accidents graves possibles ; ou pratiquer la cautérisation du col et de sa cavité avec un crayon de nitrate d'argent, ou bien faire une injection de la solution de ce sel (1 gr. pour 100 gr. d'eau distillée), ou de préférence l'insinuer, ainsi que la solution étendue de nitrate acide liquide de mercure, au moyen d'un fragment d'éponge fine fixé à une tige de baleine. Mais nous ne devons pas oublier que quelquefois, on a vu, malgré toutes les précautions, survenir des accidents hystériformes graves consécutifs et l'inflammation de l'utérus ou du péritoine.

Si les sécrétions anormales persistent sans qu'on puisse constater aucune lésion évidente, soit du vagin, soit de l'utérus, il ne faut pas moins admettre la probabilité d'une lésion cachée à la vue et inaccessible au toucher. Alors nous conseillons d'employer le traitement mixte avec le nitrate d'argent et le tan tel que nous l'avons décrit plus haut, et il ne sera pas étonnant d'obtenir, dans ces cas, des guérisons inattendues, inespérées.

Les *règles* nuisant le plus souvent à la guérison d'une phlegmasie du vagin, non seulement en reproduisant des sécrétions anormales, qu'on était en droit de croire guéries, mais souvent aussi en exaltant tous les accidents de cette inflammation, faut-il tenir compte de l'époque de leur apparition, et, lorsqu'elles sont survenues, attendre leur terminaison, l'effet qu'elles ont produit, pour administrer le traitement ou appliquer des sangsues si on les croit nécessaires, et indiquées.? On ne cessera point les médications émollientes, c'est-à-dire les injections, les lotions, les bains, mais nous conseillons de suspendre tout traitement qui peut être douloureux et retentir sur l'organe de la gestation, tout en pensant que dans les cas où une émission sanguine, générale ou locale est utile, indiquée, on doit toujours la pratiquer malgré le flux menstruel, et ne pas attendre plus longtemps, dès que l'indication est devenue formelle.

Il ne faut pas croire que dans toutes les vaginites aiguës la répugnance pour les rapports sexuels soit telle, qu'il soit en quelque sorte inutile de les défendre aux malades; non seulement quelques-unes n'en éprouvent aucune douleur et ne connaissent pas l'importance de leur affection, mais d'autres y sont sollicitées par la maladie elle-même, et c'est le cas de dire *qu'elles brûlent d'un amour insensé*. On ne doit donc pas omettre d'*imposer* cette privation aux malades, privation qui doit être aussi complète et absolue dans l'inflammation chronique du vagin que dans l'aiguë. Il faut faire comprendre aux malades que l'inobservation de cette prescription les expose à une durée indéfinie de leur maladie, et que c'est en vain qu'elles auront recours pendant des mois, des années, à toutes les ressources de notre art.

Ces prescriptions sont peut-être un peu rigoureuses, cependant, et il ne faut pas oublier que, dans certains cas, Hunter permettait le coït selon les règles ordinaires, moyennant quelques précautions d'hygiène, et que la guérison ne s'est pas moins opérée. Lorsqu'on est arrivé aux derniers termes des vaginites chroniques, les rapports sexuels sont souvent la condition définitive de la guérison. Chez quelques malades, il ne faut que des rapports éloignés; chez d'autres, par la répétition, on doit arriver à produire un peu d'irritation. La condition du succès, dans la plupart des cas, est de faire passer momentanément l'état chronique par l'état aigu.

CONCLUSIONS.

I. — Il n'existe pas de virus blennorrhagique capable d'engendrer une vaginite virulente. L'existence de ce virus ne ressort d'aucun fait.

Il n'est pas nécessaire d'en invoquer l'existence pour expliquer les différents phénomènes de la maladie.

II. — La vaginite se compose d'un ensemble de lésions et de symptômes qui tous peuvent être rattachés à une phlegmasie simple, et elle n'en présente aucun qui ne rentre dans l'ordre habituel des phénomènes propres à une phlegmasie.

III. — Il est des vaginites qui se produisent sous l'influence d'excitation simple ou d'agents irritants d'ordres divers.

IV. — Il est des vaginites qui résultent d'une contagion, mais qui ne se différencient nullement des premières, soit par une seule lésion, soit par un seul symptôme.

V. — Si la contagion prend souvent part à la genèse de la vaginite, souvent, plus souvent, à notre avis, elle n'y joue aucun rôle.

VI. — La cause principale de la vaginite, comme de toutes les affections blennorrhagiques, c'est l'*excès vénérien* plus encore que la contagion.

VII. — La vaginite est une inflammation simple.

VIII. — Il existe une vaginite liée à la grossesse, survenant par le fait seul de la gestation et que l'accouchement suffit à faire disparaître.

IX. — La vaginite de grossesse ne se distingue en rien de toute autre vaginite, excepté par son mode de guérison pour ainsi dire spontané au moment de l'accouchement.

X. — La vaginite est quelquefois sous l'influence du vice dartreux ; ce qui le prouve, c'est qu'elle résiste à tous les traitements ordinaires et cède facilement à celui de la diathèse qui lui a donné naissance.

Nous admettons donc une vaginite dartreuse.

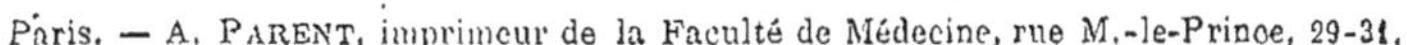

Paris. — A. PARENT, imprimeur de la Faculté de Médecine, rue M.-le-Prince, 29-31.

www.ingramcontent.com/pod-product-compliance
Ingram Content Group UK Ltd.
Pitfield, Milton Keynes, MK11 3LW, UK
UKHW020033100726
13658UKWH00003B/1300